腎臓病の本

よーく分かる

大きな文字で解説

松本内科院長
松本都恵子

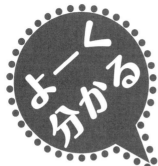

MPミヤオビパブリッシング

まえがき

　人は誰でも食べなければ生命を維持できません。食べることは喜びです。人によっては食べること自体が生きがいになっています。

　しかし、そうはいっていられません。美味しい物を食べて喜んでいた時代は終わり、健康で長生きするために食生活を見直す時代が来ました。健康で天寿を全うするためです。心臓病や腎臓病にならないためにはどうしたらよいでしょうか。

　60歳以上の人は5人に1人が糖尿病ないしその疑いがあります。糖尿病が人工透析の一番の原因であることはよく知られています。食べ過ぎ、飲み過ぎはダメです。

　また、日本人は概して昔からしょっぱい物が好きで、習慣的に塩分をたくさん摂っています。塩や醤油や味噌、調味料などを多く使う傾向があります。

　塩分は血圧を上げるだけでなく腎臓にもよくないです。腎臓が傷むと慢性腎臓病になり、さらに進行すると腎不全になります。

腎臓の機能が限界を超えて体の老廃物を全く排除できなくなると、尿毒症となって、透析をしないと生きていけなくなります。

最近、腎臓病の人が増えてきました。現在、全国で33万の人が人工透析を受けています。透析治療は本人にとっても大変辛いものですが、医療費の高騰を招き社会的にも問題になっています。

そのため、国は糖尿病学会や腎臓学会など関係機関と協力して、腎臓病の予防に力を入れています。私たち開業医も協力しなければなりません。

日常診療で診ている患者さんが将来腎臓病にならないように、また腎臓病になったとしても進行しないように努力しなければなりません。

と、いわれてもピンとこないかもしれません。患者さまから「腎臓病って何?」とか、「私が腎臓病ですか……?」などと質問されることが少なくないのです。

腎臓は我慢強い静かな臓器ですので末期にならないと症状が出ません。ですから腎臓病になっていても気づかないことが多く、これが一番の大きな問題です。

また、日常診療で腎臓病について患者さんに説明を
する際に、専門用語が難しいため、なかなか理解して
いただけません。患者さんに伝えるノウハウが不足し
ています。

　そこで、これまでの私の診療経験から少しでも参考
になる資料が必要と考え、この度このような本を書い
てみました。

　腎臓病に早めに気づき、日常何をしたらよいか考
え、地道に治療し、将来腎不全や人工透析にならない
ようにがんばりましょう。

　前作の『よーく分かる　心臓病の本』と同様に、大
きな文字でやさしい文章で解説しました。

　この本を読んで、腎臓病について少しでも理解を深
めていただければ幸いです。

著者

目　　次

まえがき ………………………………………………… 3

第1部 腎臓のことを知ってください ……… 9

第1章 腎臓の位置と構造 ……………………… 11

第2章 腎臓の機能 ……………………………… 19

第3章 尿の検査 ………………………………… 27

第4章 血液の検査 ……………………………… 35

第5章 画像診断と腎生検 ……………………… 43

第2部 無症状から腎不全まで ………… 51

第6章 たんぱく尿とは ………………………… 53

第7章 血尿とは ………………………………… 61

第8章 慢性腎臓病とは ………………………… 69

第9章 腎不全とは ……………………………… 87

第3部 腎臓の病気 ……………………… 103

生活習慣病による腎臓病

第10章 糖尿病と糖尿病性腎症 ……………… 105

第11章 高血圧と腎硬化症 …………………… 127

第12章 コレステロール・尿酸・肥満 ………… 145

ゆっくり進行する腎臓病

第13章 慢性糸球体腎炎とIgA腎症 ………… 153

第14章 ネフローゼ症候群 ……………… 163
第15章 多発性のう胞腎 ………………… 173
第16章 ループス腎炎 …………………… 181

急に発症する腎臓病
第17章 急性糸球体腎炎 ………………… 189
第18章 急速進行性糸球体腎炎 ………… 199
第19章 腎臓によくない薬 ……………… 207

第4部 腎代替療法 …………………… 219
第20章 尿毒症になったら ……………… 221
第21章 血液透析 ………………………… 227
第22章 腹膜透析 ………………………… 241
第23章 腎臓移植 ………………………… 255

第5部 腎臓病とどう付き合っていくか … 269
第24章 腎臓病の食事療法 ……………… 271
第25章 腎臓病の運動療法 ……………… 299
第26章 腎臓病の日常生活 ……………… 313

あとがき ……………………………………… 332
参考文献 ……………………………………… 334

イラスト：伊月　侃
松本内科

第1部 腎臓のことを知ってください

第1章 腎臓の位置と構造
第2章 腎臓の機能
第3章 尿の検査
第4章 血液の検査
第5章 画像診断と腎生検

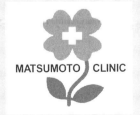

第1章

腎臓の位置と構造

家族の会話

肝腎要(かんじんかなめ)の腎臓

腎臓はどこにあるの?

● おじいちゃんと孫の会話

小学生　おじいちゃん、今日学校で漢字を習ってきたよ。

祖　父　そうかい。どんな漢字?

小学生　肝臓と腎臓。

祖　父　「肝腎要」の肝臓と腎臓だね。

小学生　先生もカンジンカナメっていってた。どっちも大事なんだって。

＜肝臓はどこにある＞

小学生　でも僕は肝臓も腎臓も見たことないのでよく分からない。

　　　　肝臓はどこにあるの?

祖　父　うーん……。(思い出しながら、……あ、そういえば飲み過ぎた時にここら辺が痛いな)

肝臓はここだよ。（右の脇腹を指さす）

小学生　えー。そうなんだ。その辺なんだ。

＜腎臓はどこにある＞

小学生　じゃあ、腎臓は？

祖　父　うーん…。（そういえば、若い頃に血尿が出た時に背中が痛かったな）

　　　　腎臓はここだよ。（背中を指さす）

小学生　そう、この辺なの。おじいちゃんはどうして分かるの？

　　　　先生が、肝臓も腎臓もおとなしいから、どこにあるか分からないといってたよ。

祖　父　オッホン、おじいちゃんは物知りだから何でも知ってるよ。

小学生　さすが！

祖　父　（失笑）

第1章 腎臓の位置と構造　　13

腎臓の位置と構造とは

　腎臓は、背中の腰のあたりに左右一つずつあります。腎臓はソラマメの形をした 120 〜 150g の握りこぶしくらいの臓器です。

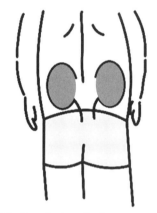

腎臓は背中に左右二つある

腎臓の内部構造

　腎臓には少しくぼんだ空洞部分があり、その部分を腎盂といいます。

　腎盂は、腎臓で作られた尿を溜めて尿管に流します。腎臓の実質部分の内側を髄質、外側を皮質といいます。

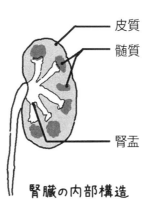

腎臓の内部構造

ネフロン

　腎臓の中にはネフロンがたくさん入っています。ネフロンは、腎臓で最も重要な働きをするものです。一つの腎臓に約100万個のネフロンが入っています。

　腎臓は左右二つありますから、人の体には約200万個のネフロンが存在します。

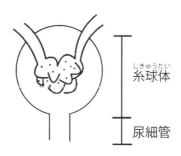

老廃物を含んだ血液 ➡ ネフロン ➡ きれいになった血液

ネフロンは糸球体とボウマン嚢と、尿細管からできています。腎臓の皮質に糸球体とボウマン嚢、皮質と髄質に尿細管が入っています。

糸球体

　「糸球体」という名前は、その中に毛糸のようなものが入っているので名づけられました。糸球体は直径200μmの毛細血管の塊です。血液を尿に変えるところです。血液がこの糸球体の中を通っています。

　小さい血管がごちゃごちゃ集まっています。糸球体を顕微鏡で見ると下の図のように見えます。

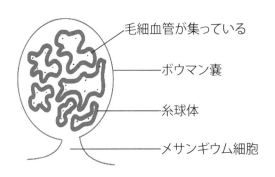

光学顕微鏡で見た糸球体(400倍)

　糸球体はさらに、内皮細胞とメサンギウム細胞と基質、基底膜、上皮細胞からなります。

この構造が生命を維持するのに役立っています。

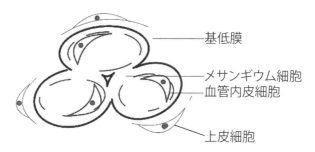

電子顕微鏡で見た糸球体(3000倍)

ボウマン嚢

「ボウマン嚢」は糸球体で濾過された尿が溜まる場所です。ボウマン嚢はイギリスの外科医ウィリアム・ボウマンの名前に由来します。

ボウマン嚢は別名「糸球体包」ともいい、糸球体を包んだ袋です。つまり、糸球体に血液がたくさん入っていて、ボウマン嚢に尿が入っています。

尿細管

尿細管は尿が流れる長い管です。皮質の中を通る尿細管を近位尿細管といい、髄質を通る尿細管をヘンレ

ループといい、遠位尿細管から集合管になります。

原尿がこの尿細管を流れているうちに、ブドウ糖が再吸収されます。残ったもののが尿になります。

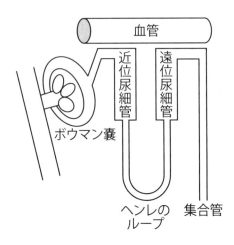

そして尿ができる

- 尿量　　　　　　　1回 200 〜 400ml
- 1回の排尿時間　　20 〜 30 秒
- 1日の排尿回数　　5 〜 7 回
- 排尿の間隔　　　　3 〜 5 時間
- 1日の排尿量　　　1,000 〜 1,500mL

第2章

腎臓の機能

患者と医師の会話

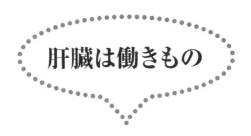

いろんな仕事をしてる

●診察室で

医　師　腎臓というとどんなイメージがありますか？

患　者　腎臓ですか？　そうですね、腎臓といえば、尿を作るところでしょう。

医　師　はい、腎臓は尿を作って膀胱に送ることが一番の仕事です。

　　　　それと同時に、老廃物を体の外に排出しながら、一度作った尿の中から必要な物質を再吸収し血液に戻しています。

患　者　「老廃物を体から出す」、これは分かります。でもさっきおっしゃた「必要な物質を戻す」というのはどういうことですか？

医　師　腎臓はまず糸球体というところでいろんな物質を尿に出します。

　　　　そして、尿細管というところでもう一度取り

戻します。

物質を出したり入れたりして篩（ふるい）にかけて体内の環境を一定に保っています。

患　者　？　難しくて私にはよく分かりません。

医　師　尿細管という長い管があって、尿が流れながら出口に着くまでに、体に必要な物質とそうでない物質を選別しています。

患　者　そうですか……。分かったような分からないような……。

医　師　つまり、腎臓で水分や電解質のバランスをとっています。

患　者　はあ、そうなんですか。

　　　　その他にどんなことをしているのですか？

医　師　その他に、骨を作ったり、血液を作ったりしています。

患　者　ほう、いろいろなことをしているのですね。

医　師　はい、腎臓は目に見えないところで一所懸命働いています。

患　者　今まで腎臓のことなんて考えたことがなかったです。

　　　　腎臓がこんなに仕事をしているなんて全然知りませんでした。感謝感激です！

第2章 腎臓の機能　　21

腎臓の機能とは

　腎臓の役割はとても大きいです。腎臓は老廃物を体から出す、体液量や電解質を調整する、血圧をコントロールする、骨や血液を作るなどの働きをしています。

老廃物を出す

　腎臓の一番の仕事は、体に必要のなくなったクレアチニンなどの老廃物を体の外に排出することです。

　腎臓の機能が落ちると腎不全になります。老廃物が体にたくさん溜まると生命の危険があります。

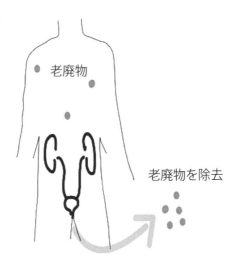

体液量を調整する

人体の60％以上は水分です。腎臓は、尿から出る水分を調節し、水分量を一定に保ちます。

また、浸透圧を調整します。人の体液は0.9％の浸透圧を保っています。

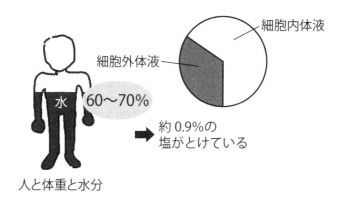

人と体重と水分

浸透圧とは、分かりやすくいえば「血液の濃さ」です。血液は濃くても薄くてもよくないです。

腎臓は尿から出る水分量を増減させ、浸透圧を常に一定保っています。

水をいっぱい飲めば血液が薄くなると思っている人が多いですが、それは一過性で、水をどんなに飲んでも、腎臓のおかげで血液の濃度はいつも一定に保たれています。

電解質を調整する

腎臓は体液のpH(ビーエッチ)を調整します。人の体の体液はpH7.35～7.45の弱アルカリ性で一定に保たれています。

血液や体液の中に存在するナトリウム・リン・カリウム・カルシウム・塩化物イオン・リン酸イオン・重炭酸イオンなどの電解質を調整しています。

電解質のバランスを保たれることによって体は正常に機能しています。

腎臓の機能が落ちると電解質が異常値になります。血液が酸性に傾くと気持ちが悪くなったり、ひどくなると意識をなくすことがあります。

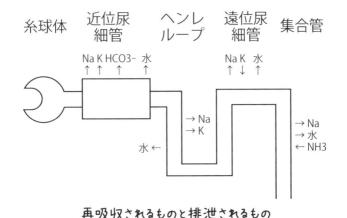

再吸収されるものと排泄されるもの

血圧をコントロールする

　血圧は心臓が収縮する力と末梢血管の抵抗性の関係で決まります。

　腎臓の血流が減ると、レニンというホルモンが分泌されて、血管の壁にある平滑筋を収縮させ血圧を上げます。

骨を作る

　カルシウムは骨の材料です。カルシウムをたくさん摂ると骨が丈夫になることはよく知られていますが、腎臓が骨を作ることは意外と知られていません。

　腎臓はビタミンＤを活性化します。ビタミンＤは、カルシウムが体内に吸収されやすくし、カルシウムが骨に沈着するのを促進します。

　腎臓が悪くなるとその働きが落ちて骨が弱くなります。

第2章 腎臓の機能　　25

血液を作る

　腎臓はエリストロポエチンという造血ホルモンを分泌しています。

　腎臓が悪くなるとこのホルモンが分泌されず貧血になります。

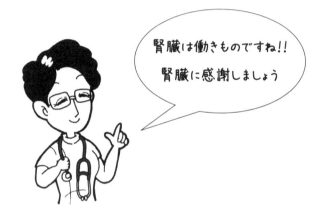

第3章

尿の検査

患者と医師の会話

尿で分かる病気が多い

● 膀胱炎で受診した女性患者さん

患　者　先生、お手洗いが近くて、出た後にジーンと
します。

また膀胱炎になったのかしら。いやだわ。

医　師　（尿を調べて）膀胱炎の再発です。

お薬を出します。飲み切ってください。

お腹を冷やさないように気を付けてくだ
さい。

また、水分をたくさん摂るようにしてくだ
さい。

患　者　私みたいに何度も膀胱炎になる人がいます
か？

医　師　ええ、少なくないですね。

特に中高齢の女性に多いです。

＜症状は参考程度に＞

患　者　でも先生、排尿した後で便器を見ても、尿は
見た目は普通だし、泡なんか全然立っていな
いのですけど。

医　師　そうですか。でも、見た目はあまりあてにな

らないです。

臭いが強かったり、色が濃くても病気とはいえないです。

水分が不足していたり、食べ物や飲み物の関係でそういうことがあります。

＜尿検査で診断する＞

医　師　とはいっても、泡が立つのが心配で病院を受診される方は少なくないです。

そこで尿を調べれば病気かどうか検討がつきます。

患　者　尿を採って分かる病気って何ですか？

医　師　たとえば糖尿病や腎臓病などです。

患　者　ところで、どうして尿に泡が立つのですか？

医　師　糖尿病で糖分が尿にあふれたり、腎臓病でたんぱくが尿に混じったりすると尿が濃くなるからです。

患　者　あー、私は糖尿病になりたくないです。

医　師　もっとも尿に糖が出てから糖尿病と診断されるのは遅いですが。

患　者　え、そうなんですか。

第3章 尿の検査　　29

尿の検査とは

　腎臓病を診断するためには尿の検査が必須です。

　症状がなくても定期的に尿の検査をすることをお勧めします。

　採尿は採血のように痛くないですし、コストもさほどかかりません。

　腎臓に関して得られる情報が多いので大いに活用しましょう。

　ただし、採尿の際には以下の注意が必要です。

尿の採り方

＜早朝尿、空腹尿＞

　尿の検査はできれば早朝がよいです。

　少なくとも午前中の早い時間帯に採尿することをお勧めします。

　食後でもやれないことはありませんが不正確になります。

　検査の目的にもよりますが、絶食で採尿するとよいです。

＜随時尿、畜尿＞

病院に来て採った尿を随時尿といいます。

随時尿でもいろいろ調べられますが、精密に検査する必要があれば家で尿を溜めて１日分持って来てもらいます。

＜前日の注意＞

採尿の前の日にビタミンＣが入ったドリンクやサプリメントなどを摂ると、潜血や糖の反応がマイナスに出ることがあります。偽陰性といいます。

正しい検査結果が出ないことがありますのでビタミンＣを控えましょう。

また前日に無理なダイエットや激しい運動をすると、ケトン体が出ます。普通の状態で尿の検査をします。

第3章 尿の検査　　31

尿から何が分かるか

尿を調べて、異常であった場合に考えられる病気は何でしょう。

＜尿のpH：5〜8が正常です＞

高い場合：尿路感染症、呼吸性アルカローシス、代謝
　　　　　性アルカローシス

低い場合：代謝性・呼吸性アシドーシス、痛風、糖尿
　　　　　病、腎炎など

＜尿たんぱく：マイナスが正常です＞

陽性の場合：

- 感染症、溶血性貧血、悪性腫瘍など
- 糸球体腎炎、ネフローゼ症候群、腎不全、糖尿病性腎症など
- 尿路感染症、尿管結石、尿路腫瘍、前立腺疾患など

＜尿糖：マイナスが正常です＞

陽性の場合：糖尿病、甲状腺機能亢進症、ステロイド
　　　　　　治療、妊娠など

＜尿潜血：マイナスが正常です＞

陽性の場合：腎炎、膀胱炎、尿管結石、腎腫瘍、尿管
　　　　　　腫瘍、膀胱腫瘍、前立腺癌など

＜ケトン体：マイナスが正常です＞

陽性の場合：糖尿病、飢餓、脱水症、下痢や嘔吐など

＜ビリルビン：マイナスが正常です＞

陽性の場合：急性肝炎、肝硬変、閉塞性黄疸、胆石な
　　　　　　ど

＜ウロビリノーゲン：±が正常です＞

陰性の場合：閉塞性黄疸、重度の肝障害など

陽性の場合：肝炎、肝硬変、肝障害、溶血性黄疸など

＜尿沈渣＞

赤血球が多い場合：腎炎、腎結石、腎腫瘍、尿管結
　　　　　　　　　石、尿路腫瘍など

白血球が多い場合：膀胱炎、腎盂腎炎、薬剤性腎障
　　　　　　　　　害など

円柱（硝子・上皮・赤血球・白血球・顆粒・ろう様・脂肪）：
　　　　　腎障害の種類と程度を知ることができる

第3章 尿の検査　　33

結果が出たら

　尿の結果や症状などからいろんな病気が疑われます。

　それぞれの病気によって診てもらう科が違います。各専門医に紹介します。

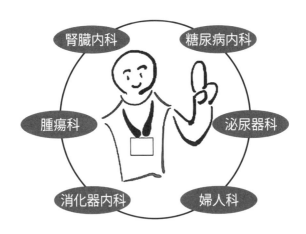

第4章 血液の検査

患者と看護師・医師の会話

数字は語る

腎臓病と糖尿病は血液検査で分かる

● 空腹採血する

＜検査日、処置室で＞

患　者　また血を採られるのか。嫌だな……。

看護師　毎月、血液検査をしたほうがよいですよ。
　　　　糖尿病が長くなってきたし、このごろ腎臓の数値も上がってきたので検査した方がよいですよ。

患　者　でも、私は血管が出ないので採血は苦手です。

看護師　血管のない人はいません（笑）。
　　　　痛くないように優しく採りますので心配しないでください。

患　者　（目をつぶって、歯をくいしばって、採血される）
　　　　あ、ほんとだ。そんなに痛くない。

看護師さん、採血がうまい！

看護師　……でしょ。（ニコニコ）

患　者　ところで、この結果はいつ分かりますか？

看護師　結果は明日出ますので、ご都合のよい時に来
てください。

患　者　分かりました。悪くなっていなければよいの
ですが……。

（心配しながら帰る）

＜翌日、診察室で＞

医　師　昨日の検査の結果をお話します。

患　者　先生、とっても心配です。ドキドキします。

医　師　血糖が 120mg/dl、ＨｂＡ１ｃが８％で糖尿病
のコントロールがよくないですね。

患　者　あー、ちょっと食べ過ぎました。
ほんとに数字は正直ですね。
お恥ずかしい。今日からまたがんばります。

医　師　そして、クレアチニンがここ数年徐々に上
がってきています。

患　者　腎臓のことですね。これも気を付けます。

腎臓の血液検査とは

尿の結果とあわせて、血液検査で腎臓の状態がよく分かります。特に、クレアチニン、尿酸、電解質などのデータが重要です。

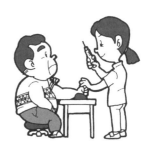

クレアチニン

クレアチニンは、筋肉の収縮に必要なクレアチンの最終代謝産物です。糸球体で濾過された後、殆ど再吸収されず尿中に排出される物質です。

血液検査でクレアチニン値が高いほど腎機能が悪いことを意味します。

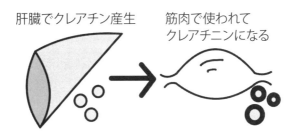

クレアチンは筋肉にある物質。筋肉のエネルギー源です。

ただし、クレアチニン値が高い場合は、腎機能が悪化した場合だけでなく、体重が多い、筋肉量が多い、運動の影響なども考えないといけません。

総たんぱく質

　たんぱく質は、肉や魚などのたんぱく質を材料として体の中に取り込まれた成分で、体に必要な栄養素です。

　食べた物がそのまま血液に入るのではなく、消化吸収されて肝臓で作られて血管の中を流れます。

　総たんぱく質とは、アルブミンとグロブリンとその他のたんぱく質を含みます。

　総たんぱく質の半分以上はアルブミンです。

アルブミン

　分子量66,000のたんぱく質です。アルブミンの血中濃度が低いと、ネフローゼ症候群を疑います。

　ネフローゼ症候群は、血液中のたんぱくが尿に出て体がむくむ病気です。子供でよく見られます。稀に大人も起こる病気です。

第4章 血液の検査　　39

ネフローゼ症候群以外でアルブミン値が低い場合には、肝硬変などの肝臓病を疑います。また、高齢者では栄養不良症を考えます。

尿素窒素

　尿素窒素はたんぱくが利用された後にできる「たんぱくの燃えかす」です。

　腎臓から濾過されて尿中に排出される物質の一つです。腎臓病になると、濾過しきれない尿素窒素はクレアチニンと比例して上ります。

　尿素窒素が高いほど腎臓が悪いことを意味します。

　ただし、脱水や消化管出血でも上昇しますので、尿素窒素が高い時は腎臓病以外の病気の検討もします。

尿　酸

　尿酸は食事に含まれる「プリン体」という成分が分解されたものです。尿酸値が高くて有名な病気は痛風です。足が腫れて痛くて歩けなくなります。尿管結石の原因にもなります。

　また、尿酸が高い状態を放置すると、長い間に動脈

40　　　第1部 腎臓のことを知ってください

硬化が進行しますので、高尿酸血症といわれたら治療
しなくてはいけません。

電解質

　ナトリウムは食事に含まれる塩のナトリウムと同じ
成分です。血液中のナトリウムは人の体の中で水分の
調整をしています。血液中のナトリウムが過剰だと、
体がむくんだり、血圧が上昇したりします。

　カリウムは生野菜に多く含まれています。腎臓病に
なってカリウムが上昇したら食事制限が始まります。

一般血液検査

検査名	基準値	評　　価
赤血球数	男430-570万個/μL	貧血の有無や血液の
	女370-490万個/μL	濃さを調べる
白血球数	3500-8500個/μL	感染症や白血病などの血液の血液病を調べる
ヘモグロビン	男13.5 17g/dl	赤血球と同様
	女11.5-15g/dl	
血小板数	15万-35万個/μL	出血傾向や骨髄の病気の有無を調べる

第4章 血液の検査　　41

血液生化学検査

	検査名	基準値	評　　価
電解質	ナトリウム	136-145mEq/L	腎機能障害やホルモンの分泌異常と関係する。カリウム値が低いと原発性アルドステロン症、高いと腎機能低下の疑いがある
	カリウム	3.6-4.8mEq/L	
	クロール	99-107mEq/L	
	カルシウム	8.5-10.2mg/dl	
脂　　質	総コレステロール	135-219mg/dl	第12章に詳しく書いているので、参照してください
	HDLコレステロール	40-100mg/dl	
	中性脂肪	30-149mg/dl	
	LDLコレステロール	140mg/dl未満	
クレアチニン		男0.7-1.1mg/dl	腎機能低下があると高くなる
		女0.4-0.8mg/dl	
尿素窒素		8-20mg/dl	
血糖（空腹時）		80-110mg/dl	糖尿病があると高くなる
肝機能	AST（GOT）	10-35IU/L	肝障害があると高くなる
	ALT（GPT）	5-40IU/L	
	γ-GTP	男70IU/L以下	
		女35IU/L以下	

第5章
画像診断と腎生検

医師同士の会話

腎生検について

● 腎臓専門医との会話

開業医　先生、いつも患者さんがお世話になっています。
　　　　ちょっと質問があります。
　　　　私が大学病院に紹介した患者さんで生検された人は一人もいません。
　　　　生検は診断のために必要じゃないですか？

腎内医　病理学的に正確に診断することは理想ですが、すべての紹介患者さんを生検するわけではありません。

＜生検する場合＞

開業医　では、どんな場合が多いですか？
腎内医　ケースバイケースですが、全身がむくんでいて腎炎を強く疑う場合は必須ですね。

開業医　そうですか。まず腎炎ですね。

　　　　結果をみて治療方針を立てるわけですね。

＜生検しない場合＞

開業医　では、逆に生検をしない場合は？

腎内医　出血しやすい人には腎生検はしないです。

開業医　腎生検は出血の合併症が怖いとよく聞きます。

　　　　じゃあ、抗凝固剤を服用している人なんか無理ですね。

　　　　先生はこれまで腎生検をして、出血が止まらなくてヒヤッとした経験がありますか？

腎内医　慎重に行っていますので、私の場合はないです。

開業医　それはよかったです。高齢者はどうですか？

腎内医　治療上必要がなければ行いません。

画像診断

腎臓の検査は血液と尿だけではありません。

その他に腹部超音波検査、腹部CTやMRI検査などがあります。

さらに、必要に応じて経静脈的腎盂造影(けいじょうみゃくてきじんう)、腎生検などの精密検査があります。

腹部超音波検査

超音波検査は、超音波を身体にあて、反射してきた反射波を画像化し、腎臓や周辺の臓器を調べます。

エコー検査ともいいます。腎臓の大きさや形、悪性腫瘍の有無、結石の有無などを調べます。

超音波検査は被爆しないので安全です。お腹にガスが多いとよく見えません。

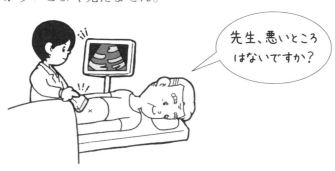

腹部CT検査

CT検査では放射線を用いて内臓を細部まで見ることができます。

5〜10mmの間隔で人体を輪切りにした断面画像で、腎臓の位置、形、大きさ、内部の様子が正確に分かります。

超音波検査よりも小さいサイズの病変を検出できます。

腹部MRI検査

MRI検査は強力な磁石の力を利用し、CT検査と同様に人体を輪切りにした画像が得られます。

CTスキャンよりも正確で詳細な画像データを得ることができます。

放射線の被曝がないので、妊娠中の女性も安心して検査を受けることができます。

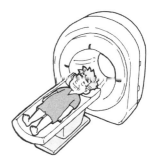

磁気を利用するため、心臓ペースメーカーや、体内

に金属が埋め込まれている場合は検査を受けることができません。

　検査中に大きな音がします。

その他

　静脈性尿路造影は、造影剤を使って腎臓の異常を調べます。

　超音波検査やCT検査では見られない、尿の流れ方や膀胱の形、逆流していないか、なども分かります。

　腎臓の左右差から腎血管性高血圧の診断もつきます。ただし、CTやMRI検査ができるようになって、最近はあまり行われません。

　その他に、血管造影や、レノグラムやシンチグラフィーなどの精密検査があります。

腎生検

　腎臓病を正確に診断するために腎生検をすることがあります。

　腎臓に針を刺し組織の一部を注射器のようなもので採り、腎臓の状態を顕微鏡で見ます。

　出血などの危険を伴うので専門家が慎重に行います。数日の入院が必要です。

腎生検の対象者

1. 血尿が持続し進行する慢性糸球体腎炎が疑われる場合
2. 1日0.5g以上のたんぱく尿がある場合
3. ネフローゼ症候群のタイプは何か特定する場合
4. 急速進行性糸球体腎炎を疑う場合
5. 診断をはっきりさせるため

腎生検のやりかた

　超音波ガイド下経皮的腎生検の手順はこのようです。

第5章 画像診断と腎生検　　49

入院します、約1週間の入院です
絶食です
⇩
部屋に入り、ベットの上に腹ばいになります
お腹に枕を入れて、超音波で見ます
　　→局所麻酔をします　→消毒します
　　→息を止めます　→針をさし組織を採取します

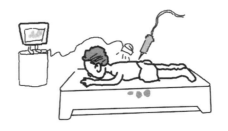

⇩
病理医が採った組織を顕微鏡でよく見ます
安静にします

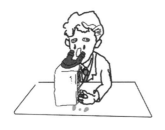

⇩
合併症がなければ退院します

第2部 無症状から腎不全まで

第6章 たんぱく尿とは
第7章 血尿とは
第8章 慢性腎臓病とは
第9章 腎不全とは

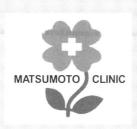

第6章

たんぱく尿とは

患者と医師の会話

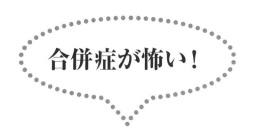

糖尿病が長くなってきた

●診察室で

患　者　こんにちは、今日はそろそろ薬がなくなるので伺いました。

医　師　こんにちは、お元気そうですね。

患　者　はい、おかげさまで。こんなにたくさん薬を飲んで「元気です」もないですが（笑い）。
　　　　先生、私は糖尿病が長くなったので、糖尿病の余病で透析にならないか心配です。
　　　　教えてください。腎臓が良いか悪いかどうしたら分かりますか？

医　師　まず、何はともあれ尿を検査することですね。

患　者　はあ。難しい検査ではなくて、普通の尿の検査ですか？

医　師　はい、そうです。

患　者　それなら人間ドックで年に1回は尿を調べて

います。結果はいつも異常なしです。じゃあ心配ないですね。

医　師　でも、高血圧や糖尿病がある人は年に何回も尿の検査をした方がよいですよ。
腎臓病が早く見つかりますので。

患　者　そうなのですか。
それで、先生は尿の中の何を一番気にしますか？

医　師　やっぱりたんぱくですね。

患　者　たんぱく？

医　師　はい、尿にたんぱくが出ていれば糖尿病性腎症を疑います。
実はもっと詳しいことをいえば、アルブミンが重要です。

患　者　アルブミン……ですか。
よく分かりませんが、たんぱくとかアルブミンが出ていたら何か症状があるのですか？

医　師　腎臓は静かな臓器ですから、症状が出るのはずっと後です。
尿の検査で早期に異常を見つけることが大切です。

患　者　そうなんですね。

第6章 たんぱく尿とは　　55

たんぱく尿とは

　検診などでたんぱく尿が出たら、病院を受診して精密検査を受けてください。

　健康な人の尿にも微量のたんぱくは混じっていますが、１日溜めた尿の中にある程度のたんぱくが含まれていたら腎臓病などを疑い、精密検査の必要があります。

　たんぱくを検査する方法は、プラスとかマイナスの簡易的な定性検査と、具体的に数字が出る定量検査があります。

簡単に調べる

　まず尿を採ります。定性検査では、迅速にたんぱくが出ているかどうか分かります。試験紙でその場で判定することもあります。

尿たんぱく　（－）（±）（１＋）（２＋）（３＋）

精密に調べる

　健康人では1日分の尿のたんぱくは50〜100mg程度です。150mg以上をたんぱく尿といいます。

　腎臓が悪くなれば尿にたんぱくが増えます。

　1日1g以上のたんぱくを認めれば腎臓が相当悪いと思ってください。

| 尿たんぱく | 0.15　1.0 | 3.5以上(g/日) |

たんぱく尿出現　悪化します　ネフローゼです

たんぱく尿の原因

　尿にたんぱくが出て病院を受診する人は少なくないです。たんぱく尿といっても原因はいろいろです。

　膀胱炎などの尿路感染症による一過性な場合と、本当の腎臓の病気の場合があります。

病気ではないたんぱく尿

　病気でないのに尿にたんぱくが出た場合は無害です。生理的なたんぱく尿です。

　例えば、起立性たんぱく尿（動くとたんぱくが出るもの）は病気ではありません。

　安静時の（例えば、起床時の）尿を再検しマイナスであることを確認します。

　そのほかに、風邪を引いたり、発熱した時や、激しい運動をした後に尿にたんぱくが出ることがあります。

　その場合は、体調がよい時に再検査しましょう。

治療が必要なたんぱく尿

　悪性腫瘍が疑わしい時は、すぐそれぞれの専門の科を紹介します。

　そうではなくてたんぱく尿が続く場合は腎臓内科で治療を受けることをお勧めします。

　尿たんぱくが２＋や３＋であるのを放置すると20年以内に透析になる確率が高いです。

　たんぱく尿の原因はいろいろです。腎臓自体が傷ん

でたんぱく尿が出る場合と、腎臓以外の原因でたんぱく尿が出ることがあります。

たんぱく尿のタイプ

血液が腎臓に入り尿が作られ体から排泄される順番で説明すると、血尿の原因は、腎臓の前なのか（腎前性という）、腎臓か（腎性という）、腎臓の後なのか（腎後性という）によってこのような病気があります。

＜腎前性たんぱく尿＞

感染症・溶血性貧血・悪性腫瘍など

＜腎性たんぱく尿＞

糸球体腎炎・ネフローゼ症候群・腎不全・糖尿病性腎症など

＜腎後性たんぱく尿＞

尿路感染症・尿管結石・尿路腫瘍・前立腺疾患など

第6章 たんぱく尿とは　　59

腎性たんぱく尿

　内科では主に腎性たんぱく尿を治療します。腎臓が傷んで尿にたんぱくが出る原理はこのようです。

　まず、腎臓に血液が流れ込みます。腎臓の糸球体で濾過されます。

　正常な腎臓では、たんぱくなどの分子量の大きな物質（図の大きい丸）は糸球体のフィルターを通り抜けられません。

　しかし、糸球体が壊れると、フィルターの目が粗くなり、たんぱくが通過します。

　たんぱくは尿細管を通って、最後に尿に混じって体から出ます。

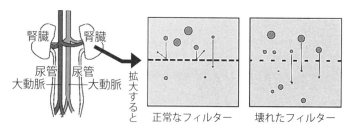

腎臓の糸球体のフィルターが壊れると尿にたんぱく●が出ます

第7章

血尿とは

教師と医師の会話

学校検尿の役割

● 学校検尿についての質問

教　師　私、今年から学校で働くことになりました。先生、ちょっとお聞きしてよいですか。

医　師　何でしょう？

教　師　学校で子供たちに毎年検尿させますね。それはどうしてですか？

医　師　尿を調べるといろんな病気が見つかります。例えば糖が出れば糖尿病、たんぱく尿や血尿では腎臓病が疑われます。

たんぱく単独陽性例の1％、血尿単独陽性例の2％、たんぱくと血尿の両方が陽性であれば60％に糸球体腎炎が発見されています。

教　師　そんなに見つかるんですか！

医　師　はい、だから学校の検尿は大切です。

教　師　それで生徒に血尿が見つかって病院に行った

ら何をするのですか？

医　師　一度陽性になっただけでは何ともいえないので、尿を繰り返して検査します。

血尿が何度も陽性の場合は、沈渣で赤血球がどれくらい混じっているか調べます。

教　師　チンサって何ですか？

医　師　沈渣は尿を遠心分離器にかけて顕微鏡で見たものです。

いずれにしても、たんぱく尿と血尿の両方が出たら糸球体腎炎の可能性が高いので、すぐ腎臓の専門医に紹介します。

教　師　大人で血尿ならどうなのですか？

医　師　腎臓以外のこともあります。

女性なら膀胱炎を一番に疑います。

教　師　そうですか。では男性では？

医　師　そうですね、私ならまず尿管結石を疑います。

男女を問わず腎臓や膀胱の腫瘍がないか精査して見極める必要があります。

第7章 血尿とは　　63

血尿とは

血尿というと誰しも「真っ赤な尿」を連想すると思いますが、それは誤解です。

目に見える血尿と目に見えない血尿、つまり見た目は正常な黄色い尿のことがあります。

見える血尿と見えない血尿

尿が真っ赤で、素人でもひと目で血液が混じっていることが分かるものを「肉眼的血尿」といいます。

一方、顕微鏡や試験紙などで検査して検出できる「顕微鏡的血尿(けんびきょうてき)」があります。

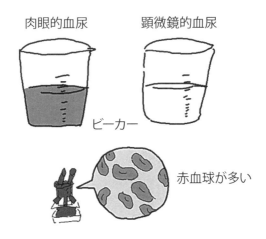

＜沈渣とは＞

　尿を遠心分離器にかけて取り出した固形成分を沈渣といいます。

　赤血球や白血球、上皮細胞や円柱細胞などを顕微鏡で見ます。

　この方法で一視野に赤血球がいくつあるか調べ、5個以上赤血球があれば血尿と診断されます。

　また、赤血球が変形していたり、赤血球円柱があれば腎臓の病気を疑います。

血尿の頻度

　ある調査では、検診で尿に潜血反応が出る確率は、男性で4％、女性で12％です。

　本当に血尿の人は多いです。その中で悪性腫瘍もあります。確率は高くないですが、血尿が続く場合は癌が潜んでないか検討する必要があります。

血尿の原因

　血尿の原因はいろいろです。腎臓が悪い場合もありますが、問題ないこともあります。

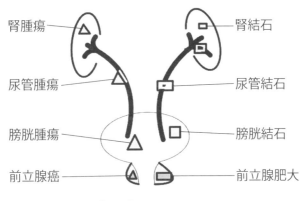

血尿の原因はこんなにある

＜腎臓の糸球体が悪い場合＞

　腎臓そのものが原因で血尿になることが多いです。腎臓の病気については第3部で詳しく説明しますのでご参照ください。

＜糸球体以外の原因＞

　血尿は尿管や膀胱、尿道などの泌尿器科の病気から起こる場合があります。

　良性疾患では、尿路結石、外傷、細菌による感染症、膠原病などがあります。

　悪性腫瘍は血尿の人の2～3％といわれています。

＜無害な血尿＞

　たんぱく尿と同様に、血尿も病気でないことがあります。激しい運動や過労、寒冷などでも一過性に血尿になることがあります。

　女性であれば生理の時に血液が混じる場合もあります。条件を変えて何度か調べて血尿が続くか確認しましょう。

悪性腫瘍を見逃さない

　血尿で悪性疾患を疑う場合は、尿の中に癌細胞がないか調べます。

　また、超音波エコーや腹部 CT 検査などで、腎臓、尿管、膀胱、尿道、前立腺などをよく見ます。

　泌尿器科では膀胱鏡などの精密検査をします。

血尿とたんぱく尿

　尿に血液だけでなくたんぱくも混じっている場合があります。

　個人差がありますが、おおよそこのような分類ができます。

		たんぱく	
		−	+
潜血	−	正常	起立性たんぱく尿
	+	無症候性血尿 軽度の腎炎 泌尿器科疾患	腎硬化症 慢性腎炎 糖尿病性腎症 IgA 腎症

何科にかかればよいの？

　血尿だけが続く場合は泌尿器科の受診が先でもよいと思います。結石や悪性腫瘍が見つかれば泌尿器で治療します。

　血尿が強ければ、IgA 腎症を疑います。腎臓内科を受診してください。

　糖尿病や高血圧などの基礎疾患がありたんぱく尿があれば、糖尿病性腎症や腎硬化症を疑います。

　糖尿病は内分泌代謝科、血圧は循環器科で治療します。たんぱくの量が多かったり、腎機能がある程度悪くなったら腎臓内科を受診して腎臓の治療を並行して行います。

第8章 慢性腎臓病とは

患者と医師の会話

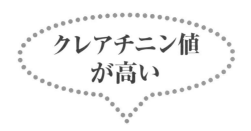

GFRって何ですか?

● 診察室で

患 者 先生、おはようございます。
今日は検診の結果を持ってきました。
よく見ていただきたいのですが。

医 師 おはようございます。毎年職場でやっている検診の結果ですね。
ちょっと拝見します。……胸のレントゲン異常なし。……肝臓異常なし。
でも、腎臓が引っかかっていますね。

患 者 え、先生どこですか？
私が見てもよく分かりません。

医 師 （指をさし）ここです。
血清クレアチニンのところです。

患 者 はあ。Ｈ（ハイ）のマークがついていますね。

医 師 昨年はクレアチニン値が 0.9mg/dl でしたが、

70　第2部 無症状から腎不全まで

今年は 1.1mg/dl になっています。

患　者　それはどういうことですか？

医　師　クレアチニンは腎臓と関係のある検査項目で
　　　　す。

患　者　腎臓ですか。私はどこも痛くないですけれ
　　　　ど……。

医　師　腎臓は静かな臓器で痛むことはないです。
　　　　無症状の期間が長く、放置すると腎不全にな
　　　　り、体がむくんだりして気づきます。

患　者　痛くない……。だけど後になってむくむ……。

医　師　腎臓は症状が出てからでは遅いと思ってくだ
　　　　さい。
　　　　何事も早期発見、早期治療です。

患　者　先生、そういわれてもピンときません。
　　　　腎臓が良いとか悪いとか、どうして分かるの
　　　　ですか？

医　師　腎臓の働きを評価する方法があります。
　　　　糸球体濾過量GFRといわれるものです。

患　者　初めて聞きました。それは何ですか？

医　師　今から説明します。

第8章 慢性腎臓病とは　　　71

慢性腎臓病を理解してもらう前に、「糸球体濾過量」について説明します。糸球体濾過量はその名のとおり、腎臓の糸球体がフィルターとしてどの程度機能しているか見るものです。

糸球体濾過量GFR

　糸球体濾過量は、糸球体 Glomerular の G、濾過 Filtration の F、率 Rate の R の頭文字をとって GFR と呼びます（以下 GFR）。GFR は腎臓の機能を見ていますので、GFR の値が高ければ腎臓の働きはよい、低ければ腎臓の働きが悪いということです。

＜GFRは加齢とともに低下＞

　腎臓は他の臓器と同様に、加齢により働きが悪くなります。つまり GFR が徐々に下がっていきます。しかし、腎機能の低下は個人差が大きく、GFR がゆっくり落ちる人と早く落ちる人がいます。

　例えば80歳を過ぎても GFR が 60ml/ 分 /1.73m^2 以上（以下、単位省略）を保ち天寿をまっとうする人もいれば、若くして 30 以下に低下して治療を必要とする人がいます。

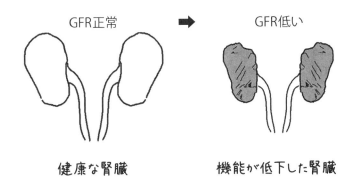

＜GFR60未満が慢性腎臓病＞

　GFRが60未満の状態が3ヶ月以上続くと、慢性腎臓病と診断されます。さらにGFRが15未満になると、末期慢性腎不全として透析治療を検討することになります。GFRを参考にして治療方針が立てられます。

推算eGFR（イージーエフアール）

　しかし、GFRを正確に調べるには、蓄尿をしたり点滴をしたり複雑な検査をしないといけせん。それはとても時間がかかり実際的ではないです。

　それに代わる簡便な算出法があります。血液を採り、血清クレアチニン値から推測する方法です。

　eGFRと呼びます。GFRの前につく小文字のeは英語の推定（estimated）の頭文字です。

第8章 慢性腎臓病とは

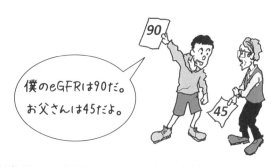

臨床的にeGFRはGFRとほぼ同じに扱われます。以下の計算式に当てはめて計算します。

＜eGFRの計算式＞

男性　194×血清クレアチニン$^{-1.094}$×年齢$^{-0.287}$

女性　194×血清クレアチニン$^{-1.094}$×年齢$^{-0.287}$×0.739

例えば、前々ページの会話の患者さんを例にとれば、検診で血清クレアチニン値が昨年の0.9mg/dlから今年は1.1mg/dlになり、男性で80歳なので上の計算式にあてはめると、eGFRは昨年48.55、今年38.98です。

ということはわずか1年間でeGFRが9.57も低下したことになります。腎臓の働きが悪くなったということが分かります。

＜ネットで簡単に計算＞

また最近、インターネットで性別と年齢とクレアチ

ニン値を入れただけで、誰でも簡単に eGFR を計算す
るツールができました。

性別と年齢とクレアチニン値を入力するだけで
➡ あなたのeGFRは [　　　] です
　　　　　　　　　　　　と表示されます

腎機能早見表

　さらに、参考まで eGFR の一覧表がありますのでご
紹介します（次ページ）。日本腎臓病学会の「腎機能
（推算糸球体濾過量 = eGFR）早見表」です。男女別
年齢別に表にしたものです。

　例えば、【男性用】を見てください。60 歳以上では
クレアチニンが 1.0mg/dl を越すと、eGFR が 60 未満
なので慢性腎臓病と診断されます。

　また、【女性用】の場合、クレアチニンが 0.8mg/dl
以上であれば 50 歳以上ですでに軽い慢性腎臓病であ
り、2mg/dl 以上であれば全年齢で重症の慢性腎臓病
です。

第8章 慢性腎臓病とは　　　75

腎機能（推算糸球体濾過量＝eGFR）早見表　男性用

男性用 血清 Cr (mg/dL)	年齢						
	20	25	30	35	40	45	50
0.60	143.6	134.7	127.8	122.3	117.7	113.8	110.4
0.70	121.3	113.8	108.0	103.3	99.4	96.1	93.3
0.80	104.8	98.3	93.3	89.3	85.9	83.1	80.6
0.90	92.1	86.4	82.0	78.5	75.5	73.0	70.8
1.00	82.1	77.0	73.1	69.9	67.3	65.1	63.1
1.10	74.0	69.4	65.9	63.0	60.6	58.6	56.9
1.20	67.3	63.1	59.9	57.3	55.1	53.3	51.7
1.30	61.6	57.8	54.9	52.5	50.5	48.8	47.4
1.40	56.8	53.3	50.6	48.4	46.6	45.0	43.7
1.50	52.7	49.4	46.9	44.9	43.2	41.8	40.5
1.60	49.1	46.1	43.7	41.8	40.2	38.9	37.7
1.70	46.0	43.1	40.9	39.1	37.7	36.4	35.3
1.80	43.2	40.5	38.4	36.8	35.4	34.2	33.2
1.90	40.7	38.2	36.2	34.6	33.3	32.2	31.3
2.00	38.5	36.1	34.2	32.8	31.5	30.5	29.6
2.10	36.5	34.2	32.5	31.1	29.9	28.9	28.0
2.20	34.7	32.5	30.9	29.5	28.4	27.5	26.6
2.30	33.0	31.0	29.4	28.1	27.1	26.2	25.4
2.40	31.5	29.6	28.0	26.8	25.8	25.0	24.2
2.50	30.1	28.3	26.8	25.7	24.7	23.9	23.2
2.60	28.9	27.1	25.7	24.6	23.7	22.9	22.2
2.70	27.7	26.0	24.7	23.6	22.7	21.9	21.3
2.80	26.6	25.0	23.7	22.7	21.8	21.1	20.5
2.90	25.6	24.0	22.8	21.8	21.0	20.3	19.7
3.00	24.7	23.2	22.0	21.0	20.2	19.6	19.0
3.10	23.8	22.3	21.2	20.3	19.5	18.9	18.3
3.20	23.0	21.6	20.5	19.6	18.9	18.2	17.7
3.30	22.2	20.9	19.8	18.9	18.2	17.6	17.1
3.40	21.5	20.2	19.2	18.3	17.6	17.1	16.5
3.50	20.9	19.6	18.6	17.8	17.1	16.5	16.0
3.60	20.2	19.0	18.0	17.2	16.6	16.0	15.5
3.70	19.6	18.4	17.5	16.7	16.1	15.5	15.1
3.80	19.1	17.9	17.0	16.2	15.6	15.1	14.7
3.90	18.5	17.4	16.5	15.8	15.2	14.7	14.2
4.00	18.0	16.9	16.0	15.3	14.8	14.3	13.9

(mL/分/1.73m²)

55	60	65	70	75	80	85
107.4	104.8	102.4	100.2	98.3	96.5	94.8
90.7	88.5	86.5	84.7	83.0	81.5	80.1
78.4	76.5	74.7	73.2	71.7	70.4	69.2
68.9	67.2	65.7	64.3	63.1	61.9	60.8
61.4	59.9	58.5	57.3	56.2	55.2	54.2
55.3	54.0	52.7	51.6	50.6	49.7	48.8
50.3	49.1	48.0	46.9	46.0	45.2	44.4
46.1	45.0	43.9	43.0	42.2	41.4	40.7
42.5	41.5	40.5	39.7	38.9	38.2	37.5
39.4	38.4	37.6	36.8	36.1	35.4	34.8
36.7	35.8	35.0	34.3	33.6	33.0	32.4
34.4	33.5	32.8	32.1	31.4	30.9	30.3
32.3	31.5	30.8	30.1	29.5	29.0	28.5
30.4	29.7	29.0	28.4	27.8	27.3	26.9
28.8	28.1	27.4	26.8	26.3	25.8	25.4
27.3	26.6	26.0	25.5	25.0	24.5	24.1
25.9	25.3	24.7	24.2	23.7	23.3	22.9
24.7	24.1	23.5	23.0	22.6	22.2	21.8
23.6	23.0	22.5	22.0	21.6	21.2	20.8
22.5	22.0	21.5	21.0	20.6	20.2	19.9
21.6	21.1	20.6	20.2	19.8	19.4	19.1
20.7	20.2	19.8	19.3	19.0	18.6	18.3
19.9	19.4	19.0	18.6	18.2	17.9	17.6
19.2	18.7	18.3	17.9	17.5	17.2	16.9
18.5	18.0	17.6	17.2	16.9	16.6	16.3
17.8	17.4	17.0	16.6	16.3	16.0	15.7
17.2	16.8	16.4	16.1	15.7	15.5	15.2
16.6	16.2	15.9	15.5	15.2	14.9	14.7
16.1	15.7	15.3	15.0	14.7	14.5	14.2
15.6	15.2	14.9	14.6	14.3	14.0	13.8
15.1	14.8	14.4	14.1	13.8	13.6	13.3
14.7	14.3	14.0	13.7	13.4	13.2	13.0
14.3	13.9	13.6	13.3	13.0	12.8	12.6
13.9	13.5	13.2	12.9	12.7	12.4	12.2
13.5	13.1	12.8	12.6	12.3	12.1	11.9

腎機能(推算糸球体濾過量＝eGFR)早見表　女性用

女性用							
血清 Cr (mg/dL)							年齢
	20	25	30	35	40	45	50
0.60	106.1	99.5	94.5	90.4	87.0	84.1	81.6
0.70	89.6	84.1	79.8	76.3	73.5	71.0	68.9
0.80	77.5	72.7	68.9	66.0	63.5	61.4	59.5
0.90	68.1	63.9	60.6	58.0	55.8	54.0	52.3
1.00	60.7	56.9	54.0	51.7	49.7	48.1	46.6
1.10	54.7	51.3	48.7	46.6	44.8	43.3	42.0
1.20	49.7	46.6	44.2	42.3	40.7	39.4	38.2
1.30	45.5	42.7	40.5	38.8	37.3	36.1	35.0
1.40	42.0	39.4	37.4	35.8	34.4	33.3	32.3
1.50	38.9	36.5	34.7	33.2	31.9	30.9	29.9
1.60	36.3	34.0	32.3	30.9	29.7	28.8	27.9
1.70	34.0	31.9	30.2	28.9	27.8	26.9	26.1
1.80	31.9	29.9	28.4	27.2	26.1	25.3	24.5
1.90	30.1	28.2	26.8	25.6	24.6	23.8	23.1
2.00	28.4	26.7	25.3	24.2	23.3	22.5	21.9
2.10	26.9	25.3	24.0	23.0	22.1	21.4	20.7
2.20	25.6	24.0	22.8	21.8	21.0	20.3	19.7
2.30	24.4	22.9	21.7	20.8	20.0	19.3	18.8
2.40	23.3	21.8	20.7	19.8	19.1	18.5	17.9
2.50	22.3	20.9	19.8	19.0	18.3	17.6	17.1
2.60	21.3	20.0	19.0	18.2	17.5	16.9	16.4
2.70	20.5	19.2	18.2	17.4	16.8	16.2	15.7
2.80	19.7	18.5	17.5	16.8	16.1	15.6	15.1
2.90	18.9	17.8	16.9	16.1	15.5	15.0	14.6
3.00	18.2	17.1	16.2	15.5	15.0	14.5	14.0
3.10	17.6	16.5	15.7	15.0	14.4	13.9	13.5
3.20	17.0	15.9	15.1	14.5	13.9	13.5	13.1
3.30	16.4	15.4	14.6	14.0	13.5	13.0	12.6
3.40	15.9	14.9	14.2	13.5	13.0	12.6	12.2
3.50	15.4	14.5	13.7	13.1	12.6	12.2	11.8
3.60	14.9	14.0	13.3	12.7	12.2	11.8	11.5
3.70	14.5	13.6	12.9	12.4	11.9	11.5	11.1
3.80	14.1	13.2	12.5	12.0	11.5	11.2	10.8
3.90	13.7	12.8	12.2	11.7	11.2	10.8	10.5
4.00	13.3	12.5	11.9	11.3	10.9	10.6	10.2

(mL/分/1.73m²)

55	60	65	70	75	80	85
79.4	77.4	75.7	74.1	72.6	71.3	70.0
67.1	65.4	63.9	62.6	61.3	60.2	59.2
57.9	56.5	55.2	54.1	53.0	52.0	51.1
50.9	49.7	48.6	47.5	46.6	45.7	45.0
45.4	44.3	43.3	42.4	41.5	40.8	40.1
40.9	39.9	39.0	38.2	37.4	36.7	36.1
37.2	36.3	35.4	34.7	34.0	33.4	32.8
34.1	33.2	32.5	31.8	31.2	30.6	30.1
31.4	30.6	29.9	29.3	28.7	28.2	27.7
29.1	28.4	27.8	27.2	26.6	26.2	25.7
27.1	26.5	25.9	25.3	24.8	24.4	24.0
25.4	24.8	24.2	23.7	23.2	22.8	22.4
23.9	23.3	22.7	22.3	21.8	21.4	21.1
22.5	21.9	21.4	21.0	20.6	20.2	19.8
21.3	20.7	20.3	19.8	19.5	19.1	18.8
20.2	19.7	19.2	18.8	18.4	18.1	17.8
19.2	18.7	18.3	17.9	17.5	17.2	16.9
18.2	17.8	17.4	17.0	16.7	16.4	16.1
17.4	17.0	16.6	16.3	15.9	15.6	15.4
16.7	16.2	15.9	15.5	15.2	15.0	14.7
16.0	15.6	15.2	14.9	14.6	14.3	14.1
15.3	14.9	14.6	14.3	14.0	13.8	13.5
14.7	14.4	14.0	13.7	13.5	13.2	13.0
14.2	13.8	13.5	13.2	13.0	12.7	12.5
13.6	13.3	13.0	12.7	12.5	12.3	12.0
13.2	12.8	12.5	12.3	12.0	11.8	11.6
12.7	12.4	12.1	11.9	11.6	11.4	11.2
12.3	12.0	11.7	11.5	11.2	11.0	10.9
11.9	11.6	11.3	11.1	10.9	10.7	10.5
11.5	11.2	11.0	10.8	10.5	10.4	10.2
11.2	10.9	10.7	10.4	10.2	10.0	9.9
10.8	10.6	10.3	10.1	9.9	9.7	9.6
10.5	10.3	10.0	9.8	9.6	9.5	9.3
10.2	10.0	9.8	9.6	9.4	9.2	9.0
10.0	9.7	9.5	9.3	9.1	8.9	8.8

慢性腎臓病

慢性腎臓病とは、尿や血液などの異常から腎臓病が考えられ3ヶ月以上持続する状態、ないしGFRが60未満の状態をいいます。

慢性腎臓病の人が多い

慢性腎臓病の人が国内でどれくらいいると思いますか。

慢性腎臓病といってもその程度はいろいろですが、軽いタイプから透析にいたる重症例も含めて、日本全体で1,330万人もの人が慢性腎臓病と推定されます。

これは驚くことに成人の8人に1人が慢性腎臓病ということになります。

慢性腎臓病の原因

慢性腎臓病の原因は一つではありません。

慢性腎臓病の原因となる疾患は糖尿病、高血圧症、尿管結石などいろいろです。メタボリック症候群も慢性腎臓病の原因の一つです。

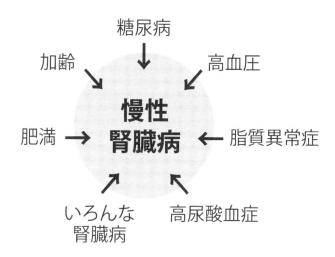

　慢性腎臓病になる腎臓病の例を一つひとつ第２部で紹介します。その中でも、血糖と血圧が２大危険因子です。糖尿病や高血圧症の人は、今は無症状で何ともなくても、糖尿病や高血圧がいかに腎臓によくないかよく勉強してください。

慢性腎臓病の重症度

　慢性腎臓病と一口にいってもいろんな程度があります。日本腎臓病学会のガイドラインでは、慢性腎臓病をGFR区分（縦軸）とたんぱく尿区分（横軸）から、このようにステージ分類しています。

かかりつけ医から腎臓専門医・専門医療機関への紹介基準

原疾患		蛋白尿区分		A1
糖尿病		尿アルブミン定量（mg/日） 尿アルブミン/Cr比（mg/gCr）		正常
				30未満
高血圧 腎炎 多発性嚢胞腎 その他		尿蛋白定量（g/日） 尿蛋白/Cr比（g/gCr）		正常 （－）
				0.15未満
GFR区分 （mL/分/ 1.73 m²）	G1	正常または高値	≧90	
	G2	正常または軽度低下	60〜89	
	G3a	軽度〜中等度低下	45〜59	40歳未満は紹介，40歳以上 は生活指導・診療継続
	G3b	中等度〜高度低下	30〜44	紹介
	G4	高度低下	15〜29	紹介
	G5	末期腎不全	＜15	紹介

＜GFR区分の見方＞

・G1は、GFRが90以上です。腎臓は正常です。

・G2は、GFRが60〜89です。腎臓の働きが落ちてき

　ました。

・G3は、腎臓の機能がかなり落ちています。

　G3aは、GFRが45〜59です。

A2	A3
微量アルブミン尿	顕性アルブミン尿
30〜299	300以上
軽度蛋白尿 （±）	高度蛋白尿 （＋〜）
0.15〜0.49	0.50以上
血尿＋なら紹介，蛋白尿のみならば生活指導・診療継続	紹介
血尿＋なら紹介，蛋白尿のみならば生活指導・診療継続	紹介
紹介	紹介
紹介	紹介
紹介	紹介
紹介	紹介

（出典：エビデンスに基づくCKD
診療ガイドライン 2018　日本腎臓
学会）

　　　　G3bは、GFRが30〜44です。

・G4は、GFRが15〜29です。腎臓の機能がとても悪
　いです。

・G5は、GFRが15未満です。腎臓がほとんど働いて
　いません。

第8章 慢性腎臓病とは　　83

＜たんぱく尿区分の見方＞

　また、たんぱく尿の程度によってＡ１からＡ３まで区分されます。

＜糖尿病の場合＞

　糖尿病では尿のアルブミンを調べます。尿を１日溜めて病院に持参し、その中にアルブミン（mg/ 日）がどれくらい含まれるか検査します。

Ａ１	Ａ２	Ａ３
正　　常	微量アルブミン尿	顕性アルブミン尿
30未満	30〜299	300 以上

　アルブミンが多いほど重症です。尿のアルブミン量が 30 未満なら正常（A1）、30 〜 299 なら微量アルブミン尿（A2）、300 以上なら顕性アルブミン尿（A3）です。

　ただし、尿が濃いか薄いかでその結果が違うので、クレアチニンで補正します（mg/gCr）。

＜高血圧や腎炎などの場合＞

　高血圧症の人や腎炎などの腎臓病がある人は、１日の尿のたんぱく（g/ 日）を調べます。

A 1	A 2	A 3
正　常	軽度たんぱく尿	高度たんぱく尿
0.15未満	0.15～0.49	0.50 以上

　尿のたんぱく量により、A1（正常）、軽症たんぱく
尿（A2）、高度たんぱく尿（A3）に分類されます。

　尿たんぱく量が多ければ多いほど腎臓の糸球体が
壊れていることが分かります。

次にどうする？

　上記GFR分類は、かかりつけ医から腎臓専門医へ
紹介する基準にもなっています。

・A1のG1とG2は経過観察です。

　もちろん、将来腎臓が悪くならないように努力
しましょう。

・A1のG3aでは、40歳未満の人は腎臓の専門医
に紹介します。40歳以上であれば生活指導をし
ます。

・A2のG1とG2では、血尿があれば専門医に紹
介します。

第8章 慢性腎臓病とは

たんぱく尿だけであれば生活指導をします。
- それ以外のステージでは必ず専門医にかかってもらいます。

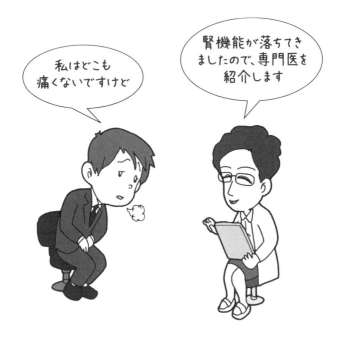

第9章

腎不全とは

患者と医師の会話

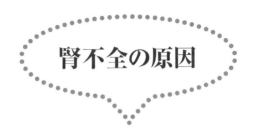

糖尿病と高血圧だけじゃない

● メタボも危険です

患　者　先生、私は検診でメタボといわれました。でも、メタボがどうしていけないのかよく分かりません。

医　師　メタボリック症候群の人は糖尿病や高血圧症、脂質異常症などがあり、将来的に心筋梗塞や腎不全になる可能性が高いからです。
心筋梗塞も怖いですが、腎不全になり悪化すると人工透析になります。

患　者　えー、透析？！　もう人生終わりですか？

医　師　いえいえ。すぐには命に別状はないです。
働き盛りは元気ですが、定年を迎える頃に腎臓が傷んでその数年後に腎不全になることがあるという意味です。

患　者　でも先生、「病気は早期発見、早期治療」と

いいますが、私の周りには検診を受けても病院に行かない人がいます。

「そんなのへっちゃら」、とか「行く暇がない」、とかいってます。太っていようが、糖尿病や高血圧といわれようがそのままにしています。

医　師　糖尿病も高血圧もいろんな余病につながります。特に腎臓病になる可能性が高いのは糖尿病です。

血糖値が高いまま放置すると、何年か立つと腎不全になります。

腎不全から尿毒症になるのはあっという間です。最終的に人工透析が待っています。

患　者　先生、そんな怖いことをいわないでください。じゃあ、症状が出たらすぐ病院に行けばよいのですか？

医　師　腎臓は静かな臓器です。最初は無症状です。結果は 10 ～ 20 年してから現れます。

症状が出てからではなく、糖尿病を指摘されたら、痛くも痒くもなくても真剣に治療に励んでほしいです。

どなたにも腎不全になってほしくないです。

第9章 腎不全とは　　89

腎不全とは

腎不全が進行すると、体がむくむだけではなく、血圧が上がったり、肺にも水が溜まったりします。

老廃物が溜まると、気分不快、食欲低下、嘔吐などの不快な症状も出ます。

また、目に見ないところで、尿毒症の症状として、

- 酸の調整がうまくいかない ➡ アシドーシスになる
- 電解質の排泄が悪くなる ➡ 高カリウム血症、高リン血症
- 造血ホルモンが産生されない ➡ 貧血になる
- ビタミンDが活性化されない ➡ 骨が弱くなる

などの変化が出ます。腎不全を放置すると意識がなくなります。腎不全の原因はいろいろですので治療法も人によって違います。

まず、腎不全には、急性の場合と慢性の場合があります。

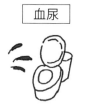

血尿

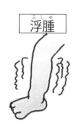

浮腫(ふしゅ)

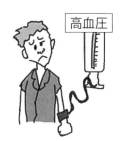

高血圧

急性腎不全(急性腎障害)

急性腎不全では、急激に腎機能が低下し尿が出なくなる状態です。最近は急性腎不全とは呼ばず、「急性腎障害」と呼ぶことが多いです。

急性腎障害の原因はいろいろです。尿が出きて排出されるまでの経路によって、①腎前性、②腎性、③腎後性急性腎障害の３つに分類されます。

どの部位が原因で腎障害になったかで治療方法が違います。

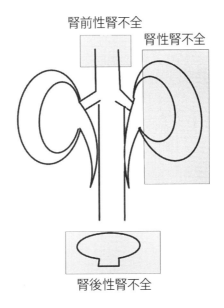

① 腎前性急性腎障害

腎前性急性腎障害は、脱水や大量出血、心不全やショックなどで血圧が急に下がり腎臓を流れる血液が減ったことが原因で起きる腎不全です。

対症療法と並行して、原因となっている病気の治療を行います。

下痢や熱中症でも一過性に急性腎障害を起こすことがあります。お腹を壊した時や、夏の暑い季節には水分補給をして腎臓病を予防しましょう。

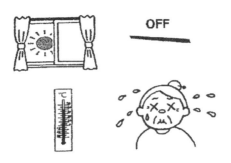

脱水で腎臓に血液が行かない

② 腎性急性腎障害

腎性急性腎障害は腎実質、つまり腎臓そのものが障害されたものです。溶連菌(ようれんきん)の感染症による腎炎や、急

速進行性糸球体腎炎などが原因です。

また、抗生物質や鎮痛剤などで腎障害が起こることもあります。

原因になっている薬を止めると改善します。

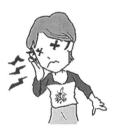
薬は飲み過ぎない

③ 腎後性急性腎障害

腎後性急性腎障害は、尿が作られた後に尿路の閉塞(へいそく)で起こる腎不全です。

前立腺肥大や前立腺癌、尿管結石などが原因になります。泌尿器科的治療が必要になります。

例えば尿管結石によって尿管が詰まった場合には、尿管結石を取り除けば尿が流れるようになります。

腎障害のほとんどは適切な治療で治りますが、まれに透析治療が必要になることもあります。

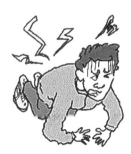
尿管結石は痛いだけじゃない

慢性腎不全

　急性腎障害から慢性腎不全に移行するものもありますが、一般的には腎臓病が何年も時間をかけて慢性腎不全になります。

　症状が派手な急性腎不全の方は適切に治療すれば治るものもありますが、地味な慢性腎不全のほうが悪化し予後が不良です。

治療方針

　慢性腎不全の原因となる腎臓の疾患については第3部で詳しく説明します。それぞれの治療を検討します。

　糸球体濾過量 GFR が 15 未満の末期腎不全では尿毒症の症状が強く、そのままでは生命の危険もありますので透析などの代替療法を考えます。第4部をご参照ください。

　ここでは慢性腎不全で治療としてどんなものがあるか紹介します。いずれも腎臓を治すのではなく、症状を緩和する対症的な治療薬です。

　処方された薬がどのように作用するか、名前は何か、などの参考にしてください。

慢性腎不全の治療薬

慢性腎不全では、血圧を下げる薬、浮腫を取る利尿薬、貧血を改善する薬などが使われています。

血圧を下げる薬

高血圧によって腎臓の動脈が硬化し腎臓の機能が悪くなります。

血圧を下げることにより腎不全の進行を遅らせます。慢性腎不全ではレニン-アンジオテンシン系のACE阻害薬やARBがよく使用されます。

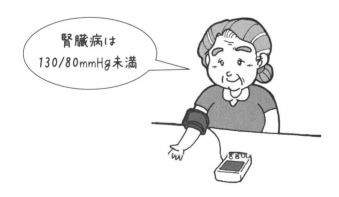

ACE 阻害薬と ARB は降圧作用だけでなく、腎保護作用があります。腎臓病の第一選択です。

カルシウム拮抗薬は降圧作用が強いですが、腎臓病では ACE 阻害剤や ARB が無効な場合に使う第二選択の降圧剤です。

その他にも交感神経抑制剤（α ブロッカー、β ブロッカー）があります。

薬の選択は一人ひとり病状によって異なりますので、主治医とよく相談して処方してもらいましょう。

また腎不全の人は心不全を併発していることが多いです。

腎臓だけでなく心臓の治療も考えていくつもの薬が処方されます。

さらに不整脈がある場合は抗凝固剤、いわゆる血液サラサラ、が追加されます。

利尿薬

利尿剤は体内の余分な水分とナトリウムを尿から出します。

腎臓の糸球体で濾過された尿は尿細管で再吸収されて血液に戻されます。

利尿剤はその働きを止め、余分な水分を尿として外に出します。

利尿剤にはサイアザイド系利尿剤、ループ利尿剤、カリウム保持性利尿薬の3種類があります。

ループ利尿薬

ヘンレループでナトリウムとカリウムの再吸収を抑制します。

強力な利尿剤で浮腫を改善する効果が高いことと、下記のサイアザイド系利尿薬と違い腎障害が進んだ人にも使える利点があります。

副作用は低血圧、低ナトリウム血症、低マグネシウム血症、重度の低カリウム血症などです。

サイアザイド系利尿薬

遠位尿細管で水とナトリウムの再吸収を抑制します。利尿効果が強く浮腫を取り血圧をよく下げますが、低カリウム血症や糖質、脂質、尿酸の代謝に影響があり、副作用も考慮しないといけない利尿剤です。

サイアザイド系利尿剤は腎機能がある程度進むと使

第9章 腎不全とは　　　97

えなくなります。腎不全では処方しません。

カリウム保持性利尿薬

　カリウム保持性利尿薬は遠位尿細管や集合管でナトリウムの再吸収を抑制します。

　尿にナトリウムと水分が排出され浮腫が改善し血圧が下がります。副作用は血清カリウム値の上昇です。

　そのため程度腎機能が悪化すると使えません。よって腎不全では処方しません。

貧血を改善する薬

　腎臓はエリスロポエチンという赤血球の産生を促すホルモンを分泌しています。

　腎臓の機能が落ちると、このホルモンが作り出せなくなり貧血になります。

　ホルモンを補うと貧血が改善されます。

　ヘモグロビン濃度10～12g/dlを目標に治療します。

＜腎性貧血を改善する注射薬の例＞

　ダルベポエチン アルファ（商品名：ネスプ）

98　　　第2部 無症状から腎不全まで

エポエチン ベータ ペゴル（商品名：ミルセラ）

＜内服薬もあります＞

ロキサデュスタット（商品名：エベレンゾ）

しかし、貧血の原因はホルモン不足だけではありません。腎不全で食欲が落ちて栄養不足で貧血になる場合があります。

貧血の原因が鉄分不足のことも少なくないです。上記ホルモン注射を開始する前に血液中の鉄の濃度を測定し、鉄が少ない場合は先に鉄分を補い鉄欠乏性貧血を治療します。

＜鉄の注射薬の例＞

含糖酸化鉄（商品名：フェジン）

＜鉄の内服薬の例＞

クエン酸第一鉄ナトリウム（商品名：フェロミア）

カリウムを減らす薬

腎機能が落ちるとカリウムの排泄が悪くなり血液中のカリウムが高くなります。

カリウムが上がると心臓に影響がありますので、カリウムを吸着するイオン交換樹脂で治療します。

＜カリウムを下げる薬の例＞

　ポリスチン（商品名アーガメイト、カリメート）

リンを減らす薬

　腎機能が落ちるとリンの排泄も悪くなり、血液中のリンの濃度が高くなります。

　リンは骨以外の組織にカリウムを吸着させます。リン吸着剤で食事中のリンを便に排泄します。

＜リン吸着剤の例＞

　ゼベラマー　　（商品名レナジェル）

　ビキサロマー（商品名キックリン）

骨を丈夫にする薬

　腎機能が落ちると腸からのカルシウムの吸収が悪くなり骨がもろくなります。

　活性型ビタミンＤを補って血液中のカルシウム濃

度を上げます。

＜活性型ビタミンD製剤の例＞

アルファカルシドール（商品名ワンアルファ、ア
ルファロール）

カルシトリオール　　（商品名ロカルトロール）

エルデカルシトール　（商品名エディロール）

SGLT2阻害薬

糖尿病の治療薬である SGLT2 阻害薬が腎臓病の進行を遅らせることが証明され、最近よく使われます。

SGLT2 は尿細管でグルコースを血液に戻す働きがあります。この SGLT2 の働きを妨げるのが SGLT2 阻害剤です。

SGLT2 阻害剤を服用すると糖が尿に流れ出ます。その結果血糖値が下がります。SGLT2 阻害薬は体に溜まった水分も尿に出すので、体重が減り、体のむくみが取れます。

本来、糖尿病の治療薬ですが、糖尿病の有無に関係なく慢性腎臓病に使えます。

第9章 腎不全とは　　101

＜SGLT₂阻害剤の例＞

ダパグリフロジン　　（商品名フォシーガ）

カナグリフロジン　　（商品名カナグル）

エンバグリフロジン（商品名ジャディアンス）

など

ただし、これらの薬は尿路感染症などの副作用もありますので、慎重に投与します。

さらに重症の腎不全は使えませんので主治医とよく相談してください。

第3部 腎臓の病気

生活習慣病による腎臓病

第10章 糖尿病と糖尿病性腎症　第11章 高血圧と腎硬化症

第12章 コレステロール・尿酸・肥満

ゆっくり進行する腎臓病

第13章 慢性糸球体腎炎とIgA腎症　第14章 ネフローゼ症候群

第15章 多発性のう胞腎　第16章 ループス腎炎

急に発症する腎臓病

第17章 急性糸球体腎炎　第18章 急速進行性糸球体腎炎

第19章 腎臓によくない薬

第10章

糖尿病と糖尿病性腎症

患者と医師の会話

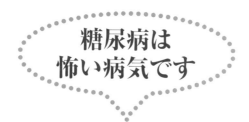

元気な糖尿病患者さん

● 診察室で

患　者　先生、私の周りに糖尿病の人が本当に多いです。でも、みんな元気です。
とても病気を患っているように見えません。
今さら何ですが、糖尿病になっているかどうか、どうして分かるのですか？

医　師　糖尿病はほとんど無症状です。
昔のように喉が渇いたり、痩せたりしてから病院を受診する方はほとんどいらっしゃらないです。
検診で血液検査の異常から糖尿病が発見されて病院を受診する人がほとんどです。

患　者　そう！　私も、痛くも痒くもないんです。
糖尿病くらい何だ、と思わないでもないです。
正直いって、周りの者に余病が怖いと脅かさ

れて病院に通っています。

医　師　糖尿病には、神経や眼や腎臓の合併症があり
　　　　ます。
　　　　糖尿病を放置すると、失明したり、人工透析
　　　　が必要になったりします。

患　者　はー、やっぱり余病は怖いんですね。
　　　　さっきおっしゃった合併症は誰にでも出るの
　　　　ですか？

医　師　はい、大雑把にいうと、神経障害が４割、網
　　　　膜症が２割、腎症が１割といわれています。
　　　　そうならないように血糖のコントロールをし
　　　　ましょう。

患　者　分かりました。
　　　　（独語：やっぱり病院に通わないといけない
　　　　のか……）

医　師　何かいいました？

患　者　いえいえ。これからもよろしくお願いします。

第10章　糖尿病と糖尿病性腎症　　107

糖尿病とは

　ご飯や麺類などに含まれている炭水化物は、ブドウ糖となって体に吸収され、体を動かすエネルギー源になります。

　血液中のブドウ糖（つまり血糖）はインスリンの働きで一定の値を維持しています。

　糖尿病は膵臓からインスリンが全く出ないか、たくさん出ているのにうまく働かなくなった状態です。

　糖尿病というと、その病名は「糖が尿に出る病気」ですが、尿に糖が出てから病院を受診したのでは手遅れです。

　糖尿病は現在ではほとんどの方が「無症状で血糖値が高い」病気です。

糖尿病の診断

　血糖値は空腹で110mg/dl 未満が正常です。

　空腹時の血糖値が126mg/dl を超えていると糖尿病と診断されます。

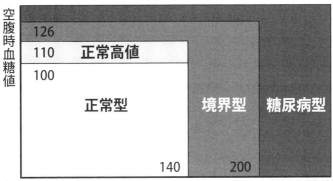

正　常…空腹時血糖値が110mg/dl未満、食後2時間血糖値140mg/dl未満

糖尿病…空腹血糖値126mg/dl以上、食後2時間血糖値200mg/dl以上

境界型…「糖尿病型」でも「正常」でもない血糖値を「糖尿病予備軍」という

糖尿病の有病率

現在、糖尿病リスク者（糖尿病が強く疑われる人と可能性を否定できない人）は国内に2,251万人もいると推定されています。

糖尿病は加齢に伴い増加します。糖尿病の有病率は60歳代ですでに19%です。70歳以上では20%を超え

ます。

このうち治療を受けている人の割合は4分の3で、治療を受けていない人が4分の1もいます。これは大問題です。放置してはいけません。

糖尿病は「1型」、「2型」、「その他」、「妊娠糖尿病」に分類されます。日本人の糖尿病患者さんの95％以上は2型糖尿病です。

1型糖尿病はウイルス感染により発症し、インスリン注射が必要です。

2型糖尿病の原因は体質もありますが、過食や運動不足などの生活習慣が原因です。

注意すればある程度予防できます。暴飲暴食を避け大いに運動しましょう。

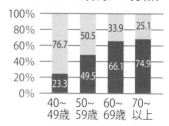

（出典：厚生労働省「平成28年度国民健康・栄養調査報告」）

糖尿病の合併症

　1型でも2型でも、糖尿病になったにもかかわらず適切な治療が施されないと、足が痺れたり、視力が落ちたり、腎臓が悪くなったりします。

　糖尿病性神経障害、糖尿病性網膜症、糖尿病性腎症の3つの合併症を「三大合併症」と呼びます。

　それぞれの合併症が悪化すると、足が壊疽になったり、失明したり、人工透析が必要になったりします。

　その他にも、糖尿病の人は脳梗塞や心筋梗塞になる可能性が高いです。

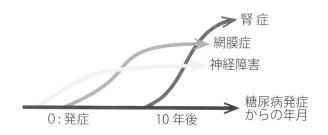

　糖尿病の合併症は何年もかけてゆっくり起きます。神経障害が先にきて、次に網膜症、最後に腎症が起こってきます。

　糖尿病の合併症は決して珍しくないです。特に血糖のコントロールが悪い人に多いです。

糖尿病性腎症

　腎臓は、身体の中でいらなくなった老廃物を含む血液を濾過して、老廃物を尿に排泄します。

　高血糖が長期間続くと、腎臓の糸球体が傷み、たんぱく質が尿として身体の外に漏れ出るようになります。

　糖尿病性腎症が進行するとたんぱく尿が多くなったり、体がむくんだり、血圧が上昇したりします。最終的に老廃物が体から排出されず、慢性腎不全になります。

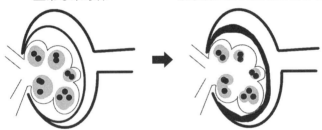

・毛細管係蹄が肥厚する
・メサンギウム基質が増生する
・糸球体基底膜が厚くなる

糖尿病性腎症の経過

　糖尿病性腎症は、ごく稀に急に進行することもありますが、普通はゆっくり進行します。糖尿病発症から

10〜15年で腎症になり、放置すると20年くらいで透析になるといわれています。

糖尿病性腎症は第1期から第5期まであります。

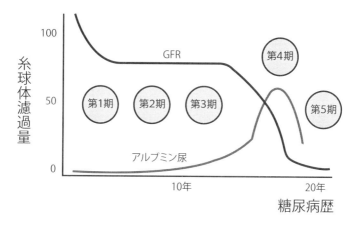

- 第1期は「腎症前期」といい、腎症の準備段階です。この時点では尿に異常はありません。
- 第2期は「早期腎症」といい、尿にアルブミンが検出されます。
- 第3期を「顕性腎症」といいます。尿にたんぱくが出るようになります。尿検査で明らかなたんぱく尿が出たら、その時点で腎症は相当進行しています。しかし、第3期までは症状がありません。

さらに進行して、第4期になります。「腎不全期」で

す。この腎不全末期になり、倦怠感や食欲が落ち、嘔気^{おうき}などの症状が出ます。ネフローゼになると平均1～2年で透析になります。第5期では透析が必要になります。

透析の原因のナンバーワンです！

　長年高血糖状態が続くと、糖尿病性腎症が進行し自分の力では血液を浄化できなくなります。糖尿病患者の増加に伴い糖尿病性腎症の人が増え、透析になるケースが増えました。

　1985年は糖尿病の人は透析患者の10％でしたが、最近は全透析患者のうち糖尿病患者が4割も占めています。糖尿病が透析になる原因のナンバーワンです。

糖尿病は早期発見を

　血糖のコントロールが悪いと早く透析になり、コントロールがよければ一生透析にならずに天寿を全うできます。しかし、腎不全の症状が現れてから病院を受診する人が時々います。

　検診で指摘されていたにもかかわらず糖尿病を放置していたことが多いです。それでは手遅れです。

114　　　第3部 腎臓の病気〈生活習慣病による腎臓病〉

糖尿病性腎症の治療

　糖尿病性腎症と診断されたら、今までのカロリーを制限するだけの単純な治療法から方針が変わります。

　腎症のステージによって治療法が違います。各ステージの治療方針は以下のようです。

糖尿病性腎症のステージ		取るべき対策
第１期	➡	厳格な血糖のコントロール
第２期	➡	血糖コントロール・血圧コントロール
第３期	➡	血糖コントロール・血圧コントロール（慢性腎臓病G3bから低たんぱく食）
第４期	➡	低たんぱく食・代替療法の準備
第５期	➡	血液透析・腹膜透析・腎臓移植

　どのステージにも共通しているのは、厳格な血糖のコントロールです。

　高血糖は、じわじわと腎臓の糸球体を傷めて腎臓病を作ります。腎不全になってからがんばるのではなく、早いステージから真剣に取り組みましょう。

　次に大切なのは血圧のコントロールです。血圧は動

脈硬化を促進して腎臓病を悪化させます。

　糖尿だけでもよくないのに、糖尿病と高血圧の両方ある人は腎臓病になるスピードが加速されますので要注意です。

糖尿病の治療の基本

　糖尿病の基本は食事と運動療法です。1型の糖尿病の人は最初からインスリン注射です。

　2型糖尿病の人はがんばってもコントロールが付かない場合は飲み薬が始まります。

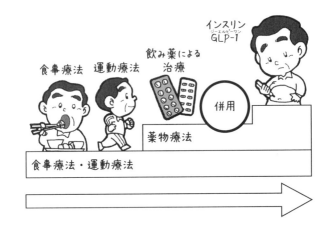

　毎日の食事は大切です。多量の飲酒や間食をしてはいけません。外食を控えて家で野菜中心の食事を摂っ

てください。決められた食事を規則正しくバランスよ
く摂りましょう。身長から割り出した標準体重に近づ
けるようにダイエットしましょう。医師、看護師、栄
養士からしっかり食事指導を受けましょう。

　例えば1日1,600カロリーの食事であれば（1単位
80kcalとして）、1日の総カロリーは20単位です。主
食は3単位、おかずは魚・肉・卵・大豆製品は1単位
ずつ摂りましょう。

1日20単位　1600kcal　炭水化物55%の場合							
食品分類	1	2	3	4	5	6	調味料
1日の単位	9	1	5	1.5	1.5	1.2	0.8
朝　食	3		1			0.4	
昼　食	3	1	2	1.5	1.5	0.4	0.8
夕　食	3		2			0.4	
間　食							

■食品分類

1	穀物、いも、炭水化物の多い野菜と種実、豆（大豆を除く）
2	果物
3	魚介、肉、卵、大豆
4	牛乳と乳製品（チーズを除く）
5	油脂、多脂性食品
6	野菜、海藻

第10章　糖尿病と糖尿病性腎症　　　117

腎症が進んだら方針が変わる

太っている人は別ですが、原則的に糖尿病性腎症が進行したらカロリーを多く摂ります。総カロリーは標準体重当たり30kcal前後です。

人やステージにより食事の摂り方が違うので、具体的には医師や栄養士の指示に従ってください。第25章の食事療法の解説も参照ください。

糖尿病の治療薬

食事療法だけで血糖が下がりきらない場合はやむを得ず薬を使います。

1型糖尿病は最初からインスリン注射ですが、2型でも合併症を予防するためには内服薬だけで効果がない場合は、インスリン注射に切り替えます。

あるいは注射と内服薬を併用します。最近はGLP-1という注射もよく使います。

糖尿病の治療薬はとても種類が多く選択が難しいです。その組み合わせも複雑です。

糖尿病の治療経験の豊富な医師と相談して決めましょう。

1型糖尿病		インスリン療法
2型糖尿病	飲み薬	スルホニル尿素薬
		ビグアナイド薬
		a-グルコシダーゼ阻害薬
		チアゾリジン薬
		速効型インスリン分泌促進薬
		DPP4阻害薬
		$SGLT_2$阻害薬
		配合薬
	注射薬	インスリン療法
		GLP-1受容体作動薬

血糖のコントロール目標

　では、糖尿病の人は血糖をどれくらいに下げたらいいのでしょうか？

　血糖値は空腹時で110mg/dl未満が正常ですが、血糖値は個人差があり、日内変動も大きいので、1～2ヶ月間の食後血糖を反映するHbA1cで判定するのが便利です。

　HbA1cは正常値が5.8％未満です。糖尿病は6.5％以上です。この数値が高くなればなるほど血管を傷めて糖尿病性腎症が悪化します。HbA1cは7％未満を

目標にして、しっかり治療しましょう。

血糖、HbA1c、グリコアルブミン

ただし、腎症が進行し腎不全になると貧血になるので、HbA1cの数値が見かけ上低く出て、コントロールがよいように見えます。

判断を間違えないように貧血に影響を受けない「グリコアルブミン値」を測定することをお勧めします。

グリコアルブミンは1～3週間の食後血糖値を反映しています。グリコアルブミンは、常に21％未満を目標にコントロールしましょう。

血糖、HbA1c、グリコアルブミンの対比

検査の種類	コントロールの評価とその範囲				
	優	良	可		不可
			不十分	不良	
空腹時血糖値（mg/dl）	80～110	110～130	130～160		160以上
食後2時間血糖値（mg/dl）	80～140	140～180	180～220		220以上
HbA1c（%）	～5.8	5.8～6.5	6.5～7.0	7.0～8.0	8.0以上
アルグリコブミン	～17	17.0～20.0	20.0～21.0	21.0～24.0	24.0以上

糖尿病と糖尿病性腎症のまとめ

- まず、糖尿病にならないために、若いうちから食事と運動を気を付けましょう。
- 糖尿病は早期発見、早期治療が一番です。
- 糖尿病と診断されたら、病院を定期通院し、適正な指導を受けましょう。
- 糖尿病は自覚症状がありません。症状がなくても治療を中断しないでください。
- 腎臓に余病が出たら食事の摂り方がかわります。

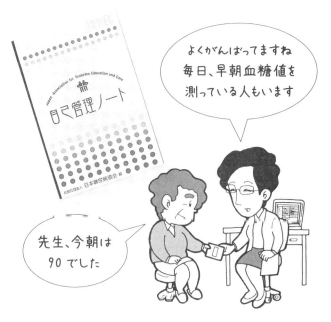

「糖尿病と糖尿病性腎症」の質問に答えます

血糖を下げましょう

Q 糖尿病になるとどうして腎臓が悪くなるのですか？

A 血糖値が高いと腎臓の糸球体が傷んできます。血液中のたんぱくが尿に出るようになり、糖尿病性腎症が始まります。

Q 腎臓が悪くなるとどうなりますか？

A 糖尿病を放置すると腎不全になり、さらに尿毒症になると透析をしないと生きていられません。
糖尿病性腎症は透析の一番の原因です。
本人も辛いですが、医療費も高騰し国の経済負担になっています。

Q 血糖のコントロールは何で分かりますか？

A 血糖値は個人差があり日内変動も大きいので、1ヶ月間の食後血糖を反映するHbA1cで判定するのがよいです。

Q HbA1cはいくつがよいのですか？

A HbA1が6.5％以上は糖尿病です。HbA1cが高くなればなるほど血管を傷めて合併症が起きます。
合併症を予防するにはHbA1cは常に７％未満を保ちましょう。

Q 私は薬が大嫌いです。糖尿病になっても、食事に十分気を付け、薬を飲まないことにします。それでよいでしょうか？

A 食事療法と運動療法は励行してほしいですが、どんなにがんばっても血糖を下げるには限界があります。
残念ながら薬を使わざるを得ないことが多いです。合併症予防のために必要に応じて薬物治療

を受けましょう。

Q 現在、私は糖尿病の治療のために薬を何種類も出されています。
どうしても飲まなければならないですか？

A 1種類だけで血糖が下がらない場合はやむを得ず何種類か組み合わせて処方します。
それでも下がらない場合はインスリン注射を考えます。
合併症を起こさないためには治療を継続してください。

Q 薬の副作用が心配です。

A 薬には種類が多くそれぞれ特徴があります。
本人に合うものと合わないものがあります。
内容をよく検討してもらってください。
いずれにしても、薬の副作用を心配するより、
早く血糖を下げて糖尿病性腎症を予防した方がよいと思います。

Q 食事について質問します。
糖尿病はカロリーを摂ってはいけないと指導されてきたのに、腎臓病の人はカロリーを摂った方がよいといわれました。
急に食べてもよい、といわれても困ります。

A 腎症がある程度進行したら腎臓を守るためにカロリーは摂った方がよいです。
カロリーを上げると血糖が上がりますので、それにあわせインスリンを増やしたりして血糖をコントロールします。

Q たくさん食べてたら、また太ってしまいます。

A 適正なカロリーを守ってもらいます。また誰でもカロリーを上げるわけではないので誤解のないように。
太っている人は従来通りダイエットしてください。標準体重に近づけるようにします。
痩せている人、高齢者、食欲のない人は、たくさん食べてください。食事の摂り方は一人ひとり違うので、個別指導になります。

担当の医師や栄養士の指示に従って実行してください。

Q 私は糖尿病で治療しています。
糖尿病で透析になると聞きました。
糖尿病の人は誰でも透析になるのですか？

A 誰でも、というわけではないです。血糖のコントロールが悪い人が糖尿病性腎症になり、さらに悪化すると腎不全になります。
日本人の透析の原因の一番は糖尿病です。毎日、血糖のコントロールをがんばってください。

Q 透析にならないですむ食べ物や飲み物はありますか？

A 糖尿病性腎症を防ぐ特別な食物はないです。
決められたカロリーを守り、バランスよく食事をしましょう。
暴飲暴食を避け、外食や間食を控えましょう。
誇大広告に惑わされず基本に忠実に食事療法をしてください。

第11章 高血圧と腎硬化症

患者と医師の会話

高血圧も怖い病気です

● 診察室で

患　者　先生、脳卒中になって倒れた人の話をよく聞きます。血圧が高いと脳の血管が破れるのですよね？

医　師　**それだけではないです。高血圧は心臓にも腎臓にもよくないです。**

患　者　心臓も腎臓も……ですか。血圧で心臓というのは何となく分かりますが、腎臓にもよくない、というのはピンとこないです。

医　師　**そうかもしれませんね。未だよく知られていないです。**

血圧が高いと、全身の血管が動脈硬化を起こします。

腎臓もその一部で、高血圧を放置すると腎臓が傷んできます。

患　者　動脈硬化ですか？　漠然としてよく分りません。

医　師　**腎臓にいく血管が狭くなり、血のめぐりが悪くなります。**

徐々に腎臓が萎縮して小さくなり、腎硬化症になります。

128　　第3部 腎臓の病気〈生活習慣病による腎臓病〉

患　者　ジンコウカショウ？　何ですか、それは？

医　師　名前のとおり、腎臓が硬くなって働きが悪く
　　　　なるのです。

患　者　でも、先生、血圧は高くてもいいという人が
　　　　いますが……。

医　師　その話は昔からよく聞きますね。しかし、日
　　　　本でも海外でもちゃんと研究されていて、血
　　　　圧は高からず低からず適正に管理しないとい
　　　　けないです。

患　者　そうなのですか。

医　師　風評に惑わされず、医学的に正しい治療を行
　　　　いましょう。

患　者　その腎硬化症を放っておくとどうなるのです
　　　　か？

医　師　腎硬化症は無症状でゆっくりと腎臓をむしば
　　　　みます。
　　　　悪くなると、腎不全になり、さらに進行して
　　　　最後は透析です。

患　者　え、、透析！？

医　師　そうならないように、日ごろから地道に血圧
　　　　をコントロールしましょう。

第11章 高血圧と腎硬化症　　129

そもそも血圧とは？

心臓が送り出した血液が血管を押す力を血圧といいます。

俗に「上の血圧」とか「下の血圧」とかいわれますが、医学的には「上の血圧」は収縮期血圧のことで、最大血圧あるいは最高血圧ともいいます。

「下の血圧」は拡張期血圧のことで、最小血圧あるいは最低血圧ともいわれます。

「上の血圧」も「下の血圧」も正常でないといけません。収縮期血圧も、拡張期血圧も基準以上であれば高血圧症と見なされます。

高血圧症と診断されたら治療の必要があります。

高血圧の診断基準

最も新しい高血圧治療ガイドラインによると、診察室で測る血圧が140/90mmHg以上を高血圧と診断します。とても厳しい基準です。

高血圧症の人は多い

　皆さんの周りに、ご家族や知人に、血圧が高い人がいらっしゃると思います。

　血圧が高い人は実に多く、日本全体でなんと4千万人もの人が高血圧症といわれています。

　高血圧症の有病率は加齢とともに増加し、60歳代で59%、70歳以上が72%にも及びます。

　男女別では、60歳以上では男性の2人に1人、女性の3人に1人が高血圧症といわれ、男性の方が多いです。

　しかし、厚労省の調査では、高血圧でも治療を受けていない人が少なくないようです。それが問題です。

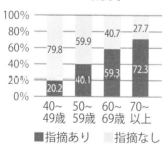 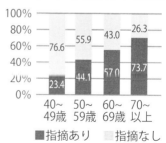

（出典：厚生労働省「平成28年度国民健康・栄養調査報告」

第11章 高血圧と腎硬化症

高血圧の原因

　高血圧の原因はいろいろです。加齢だけではありません。高血圧は大きく分けると、本態性高血圧と二次性高血圧があります。

　原因がはっきりしないのが本態性高血圧、はっきりしているのが二次性高血圧です。

　日本人の90％が明らかな病気がない本態性高血圧です。二次性高血圧は少ないです。

＜本態性高血圧＞

　本態性高血圧は明らかな病気がないと述べましたが、最近の研究では、本態性高血圧には「塩分感受性遺伝子」が関与していることが分かってきました。

　同じ食事をしても血圧が上がる人とそうでない人がいるのには遺伝の要素があるようです。

　この遺伝子は人種によって違うようです。日本人は黒人ほどではないとはいえ、2人に1人がこの遺伝子を持ってい

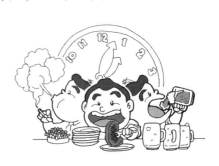

るようです。

しかし、遺伝体質だけでなく、食べ過ぎ、アルコールの飲み過ぎ、肥満、喫煙、ストレスなどの環境因子も血圧を上げる原因になっています。

塩分やカロリーを控え、高血圧症を発症しないように気を付けましょう。

＜二次性高血圧＞

二次性高血圧は原因がはっきりした高血圧症です。

このタイプには、

① 腎性高血圧

② 内分泌性高血圧

③ 血管性高血圧

④ 薬剤誘発性高血圧　　　　　　などがあります。

＜感染症など＞

また、腎炎や腎盂腎炎といった腎臓の感染症の場合も一過性に高血圧になります。

このような基礎疾患を持っている人は、降圧剤だけでなくそれぞれの疾患の根本的な治療が必要です。

腎硬化症とは

腎臓の血管は、太い順に腎動脈、区域動脈、葉間動脈、弓状動脈、小葉間動脈、輸入細動脈になります。

腎臓の中には細い動脈がたくさん分布しています。

＜高血圧は腎臓を傷める＞

血圧が高いと細い動脈で動脈硬化が進みます。

細動脈硬化といいます。これにより腎臓の血管の内腔が狭くなります。

高血圧に加え糖尿病や高脂血症などがあると、太い動脈でも粥状硬化が起きて血流がさらに悪くなります。

腎臓にいく血液の量が減り、徐々に糸球体が硬くなり、最後に腎臓全体が萎縮します。

腎硬化症は、若い人で急に進む悪性腎硬化症を除き、普通はゆっくりと進行します。

無症状なので気づくことがないです。まさに、サイレントキラーです。

腎硬化症が進行すると腎不全になります。腎不全末期で初めて嘔気や浮腫などの自覚症状が出ます。

＜腎臓病は血圧を上げる＞

腎硬化症になると、水分や塩分を尿として体の外に出せなくなり、血液量が増します。

その結果、心臓の負担が増えて血圧が上がります。つまり高血圧が腎臓を悪くし、腎臓が高血圧を悪くします。両者は悪循環します。

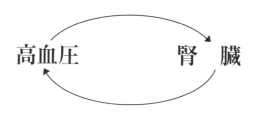

腎硬化症の診断

腎硬化症は症状がない上にこれといった検査所見がありませんから、正確に診断するには生検しないといけません。

しかし高齢であったり、すでに腎臓が萎縮している場合には検査自体が危険を伴いますので、実際は生検はあまり行われません。

高血圧症といわれて罹病期間が長く、腎機能が徐々に落ちた場合は腎硬化症を疑います。他に高血圧症以外の病気がないことも条件の一つです。

＜透析ナンバー２の原因です！＞

腎硬化症で透析になる人が最近増えてきました。

腎硬化症はこれまで糖尿病性腎症と慢性糸球体腎炎に次いで３番目の透析の原因でした。

しかし、2020年には17.5%に上昇し、慢性糸球体腎炎15.0%を抜いて透析原因の第２位になりました。血圧は放置すると怖いです。

腎硬化症の治療

高血圧の治療はいうまでもなく食事療法です。塩分を６g未満に抑えましょう。塩分の多い物は摂らないようにしましょう。詳細は第25章を読んでください。必要に応じて病院で降圧剤を出してもらいましょう。

また、運動もおおいにやってください。運動の効果とやり方については第26章に詳しく解説してあります。参考にしてください。

＜血圧のコントロール＞

腎硬化症の進行を防ぐためは何といっても血圧をコントロールしましょう。血圧を下げるためには生活習慣の改善や適切な降圧剤の治療が必要です。

収縮期血圧が 10mmHg 上がるごとに腎不全になる確率が 20 〜 30％ も上がるといわれています。地道に血圧を下げましょう。

＜降圧の目標＞

血圧をいくつに下げたらよいか知っていますか？

昔は基準が甘かったですが、今は厳しいです。日本高血圧学会のガイドラインによると、75 歳以上の後期高齢者の人の血圧の降圧目標は 140/90mmHg 未満です。家庭で測った血圧では、病院より 5mmHg 低く見積もり、135/85mmHg です。75 歳未満の人は降圧の目標値はさらに低く、診察室で 130/80mmHg、家庭血圧 125/75mmHg 未満です。

また、日本腎臓学会でも 140/90mmHg 未満を推奨しています。A2、A3 のたんぱく尿を伴う場合は 130/80mmHg 未満です。

脳血管障害があるかどうか、糖尿病を合併しているか否か、などいろんな条件で若干違いますので主治医に確かめてください。

年齢・病態別の降圧目標

		目　　　標	診察室血圧	家庭血圧
			130/80mmHg 未満	125/75mmHg 未満
75歳未満		ただし、以下の病態では、右の値を目標とする。 ・脳血管障害(両側頸動脈狭窄(きょうさく)や脳主幹動脈閉塞あり、または未評価) ・尿たんぱく陰性のCKD	140/90mmHg 未満 130/80mmHg 未満 への降圧は個別に判断	135/85mmHg 未満 125/75mmHg 未満 への降圧は個別に判断

		目　　　標	140/90mmHg 未満	135/85mmHg 未満
75歳以上		ただし、以下の病態では、右の値を目標とする。 ・脳血管障害(両側頸動脈狭窄や脳主幹動脈閉塞なし) ・冠動脈疾患 ・尿たんぱく陰性のCKD ・糖尿病 ・抗血栓薬内服中	忍容性があれば 130/80mmHg 未満	忍容性があれば 125/75mmHg 未満

（出典：日本高血圧学会「高血圧治療ガイド 2020」）

＜血圧を下げる降圧剤＞

　高血圧の治療で病院で出される降圧薬にはいろんな種類があります。カルシウム拮抗剤は、血管を拡張して血圧を下げます。ACE 阻害剤と ARB はレニンアンジオテンシン系の過程で体液量を調整して血圧を下げます。

　α、β遮断剤は交感神経を抑えて脈拍を下げます。それぞれの特徴を生かし、効果と副作用も考慮したうえで人や医師により、処方する薬は違います。

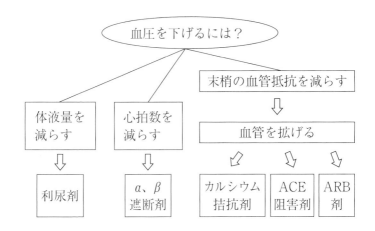

「高血圧と腎硬化症」の質問に答えます

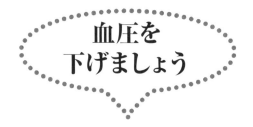

血圧を下げましょう

Q 血圧はいくつがよいのですか？

A 75歳以上の人は140/90mmHg未満です。
糖尿病があったり心臓の病気がある人はさらに10mmHg下げて常に130/80mmHg未満を目標にしてください。
75歳未満の人は、降圧の目標値は130/80mmHg未満です。

Q けっこう厳しいですね。昔は年齢たす100といわれていましたよね。
だから私は今70歳だから、70＋100=170mmHgまでよいと思っていましたが……。

A そんな古い話は忘れてください。

そんなに高かったら余病が起きるのを待っているようなものです。

脳梗塞で半身不随になってからでは手遅れです。血圧はちょうどよいところで維持しましょう。

Q 家で血圧を測ったほうがよいと聞きますが、毎日測るのは大変です。

病院に来た時だけでもよくないですか？

A できれば家庭でも測ってください。家庭で測った血圧では、75歳以上では135/85mmHg、75歳未満は125/75mmHg未満です。

病院より5mmHg低めの基準になります。

Q 血圧はいつ測ったらよいのですか？

A 朝と夜で血圧はかなり違いますので、できれば1日2回測ってください。

丹念に血圧を測り記録を見せてもらえれば治療の参考になります。

第11章 高血圧と腎硬化症　　141

Q 血圧が高いと何が問題ですか？
あまり薬を飲みたくないんですが。

A 長年高血圧を放置すると脳や心臓が傷んで脳卒中や心筋梗塞になります。
腎臓も血管が傷み、ゆっくりですが腎不全になります。

Q 腎臓病にならないためには何をしたらよいですか？

A まず何より塩分を控えましょう。1日6ｇ以下です。

Q しょっぱい物さえ摂らなければよいですか？

A 一番の原因は塩分の摂り過ぎですが、もし糖尿病があれば血糖もコントロールしないといけません。

Q 糖尿病と高血圧どっちが悪いですか？

142　　第3部 腎臓の病気〈生活習慣病による腎臓病〉

A どっちも悪いです。メカニズムは違いますが、どっちが悪いということはないです。
血糖が高くても血圧が高くても腎臓を傷めます。

Q 私は糖尿病も血圧もあります。ダブルパンチでしょうか?

A はい、そのとおり。他の誰より心臓病や腎臓病の余病が起きやすいです。

Q えー。そんなこといわないでください。
いろいろ制限されて美味しい物を食べれなくなります。

A そんなことはないですよ。薄味の習慣を付けたり、低カロリーの料理を工夫して作れば、それなりに食事は楽しめますよ。

Q 血圧が高い人は運動してはいけないでしょうか?

A 血圧が極端に高くなければ、またその日の体調も考慮して、よければ大いに運動してください。

Q 私はずっと血圧の薬を飲んでいます。血圧が高くて脳の血管が破れるのが心配で治療しています。血圧は脳だけでなく腎臓にも悪いのですか？

A 血圧を正常に保っていないと腎臓が徐々に傷んできます。
最初は無症状ですが、慢性腎臓病になり、さらに腎不全になります。
脳卒中も怖いですが腎臓病も進むと透析になります。

第12章

コレステロール・尿酸・肥満

コレステロール・尿酸・肥満について

　糖尿病と高血圧がいかに腎臓によくないかについて述べましたが、その他に気を付けることがあります。

　コレステロールが高いこと、尿酸値が高いこと、肥満していることです。

　いずれもほとんど症状がないので、検診で指摘されても放置されることが少なくないです。

　生活習慣をちょっと変えて、将来腎臓病にならないように心掛けましょう。

脂質異常症

　コレステロールや中性脂肪が高いと血管の動脈硬化が進行します。

　コレステロールが狭心症や心筋梗塞などの心臓病の危険因子であることはよく知られていますが、脂質異常症もれっきとした腎臓病の危険因子です。

　脂質異常症とは、悪玉のLDLコレステロールが高いこと、善玉のHDLコレステロールが低いこと、そして中性脂肪が高いことを意味します。

146　　第3部 腎臓の病気〈生活習慣病による腎臓病〉

＜腎臓を傷める＞

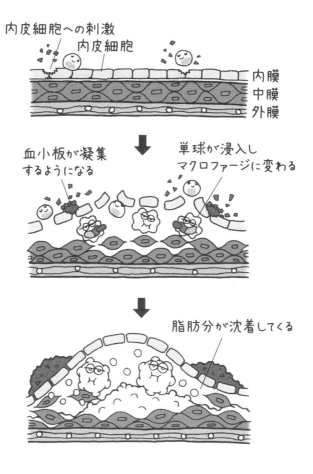

　コレステロールや中性脂肪が高くて血液が濁っていると、血管の内皮細胞が傷みやすくなります。

　血管の隙間からコレステロールが血管の壁の中に入

り込みます。

脂肪が沈着してカチカチの血管になります。

＜治療目標＞

悪玉コレステロール、つまり LDL コレステロールは常に 140mg/dl 未満（心臓病がすでにある人は 100 未満です！）に、善玉コレステロールは 40mg/dl 以上を保ち、中性脂肪は 150mg/dl 未満に抑えましょう。

高尿酸血症

尿酸はプリン体がエネルギーになって使われて不要になった老廃物です。

プリン体は核酸（DNA、RNA）の原料ですので人が生きていくために必要な栄養素です。

＜プリン体の代謝＞

食事で摂るプリン体と体内で作られるプリン体があります。

腎機能が低下すると、尿酸の排泄が悪くなり、血液に尿酸が残ります。高尿酸血症です。

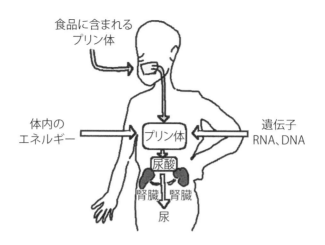

＜高尿酸血症＞

血液に尿酸が多いと、足の関節が腫れて痛風になります。痛風になると激痛で歩けなくなります。尿に尿酸が多いと尿路で結石を作ります。

腎結石、尿管結石、膀胱結石、尿道結石などです。

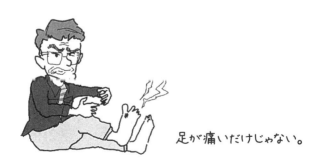

＜腎臓を傷める＞

尿酸は全身の臓器の血管の動脈硬化を促進します。動脈硬化で腎臓も傷み腎機能が低下します。

尿酸で腎臓を傷め、腎臓病で尿酸値が上ります。尿酸と腎臓は密接な関係があります。

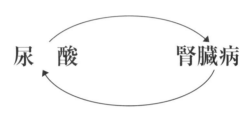

＜高尿酸血症の治療＞

尿酸の正常値は7mg/dlです。アルコールを控えて、プリン体の多い物を摂ないようにしましょう。

運動も必要です。努力しても8mg/dl未満にならない場合は治療薬を開始します。

心臓や腎臓の余病がある人は正常値より低い6mg/dlを目標にして治療します。

メタボリック症候群

　メタボリック症候群とは、内臓脂肪型肥満に高血糖、高血圧、脂質異常の２つ以上を合併した状態です。その診断基準はこのようです。

脂質異常
- 中性脂肪
150mg/dl 以上
- HDL コレステロール
40mg/dl 未満

腹　囲
- 男性 85cm 以上
- 女性 90cm 以上

高血圧
- 最高（収縮期）血圧
130mmHg 以上
- 最低（拡張期）血圧
85mmHg 以上

高血糖
- 空腹時血糖
110mg/dl以上

＜体重を減らしましょう＞

　肥満は腎臓病を悪化させます。メタボといわれたら、太らないように努力しましょう。

カロリーを落として、運動をよくしましょう。体重を毎日自宅で測定しましょう。

血圧計をお持ちなら毎日血圧を測ってください。定期的に病院を受診して血液検査をしましょう。

生活習慣病による腎臓病のまとめ

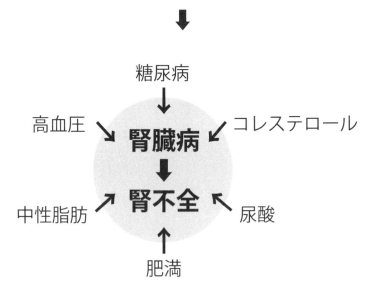

第13章 慢性糸球体腎炎とIgA腎症

患者と医師の会話

IgA腎症とは何か教えてください

● IgA腎症の患者さんから質問

患　者　先生、私は前から「IgA腎症」といわれています。

名前も難しいですが、自分でもよく分かっていません。

これはどんな病気ですか？

医　師　IgA腎症は慢性糸球体腎炎の一つです。

自覚症状があまりないので、検診などで偶然発見される腎臓病の一つです。

患　者　マンセイシキュウタイジンエン？

医　師　腎臓病には急性腎炎と慢性腎炎があって、その中の慢性糸球体腎炎という病気は、何年間も尿にたんぱくや血尿が出ている状態です。

患　者　私のIgA腎症という病気は珍しいのですか？

医　師　IgA腎症は日本人に多いようです。

国内でIgA腎症の患者さんは約33,000人もいるといわれています。

患　者　そうですか。僕だけじゃないのですね。

皆さんどうしてますか？

医　師　ほとんどの方が腎臓内科にかかっています。

154　　第3部 腎臓の病気〈ゆっくり進行する腎臓病〉

　　　　IgA 腎症は、無症状で一見元気に見えますが、
　　　　悪化すると透析になる人もいますので、専門
　　　　医に診てもらいます。

患　者　じゃあ、僕も診断してもらった病院にまた行
　　　　きます。
　　　　先生、これは年寄りの病気ですか？
　　　　僕のような若い人もいますか？

医　師　この疾患はすべての年齢層にみられますが、
　　　　30 歳以下の若年者が多いです。

患　者　それでこの病気に治療法があるのですか？

医　師　はい、ステロイド治療などがあります。
　　　　まずは病院で精密検査をして正確に診断して
　　　　もらい、その人に合った治療方針を検討して
　　　　もらいましょう。

慢性糸球体腎炎

腎臓の糸球体が炎症を起こした病気を糸球体腎炎と呼びます。慢性糸球体腎炎は、たんぱく尿や血尿が長期間、少なくとも1年以上持続するものをいいます。

慢性糸球体腎炎は一つの病気ではなく、さまざまな病気の総称です。

その原因には、腎臓そのものからくる原発性腎炎と全身疾患からくる続発性腎炎があります。

慢性糸球体腎炎の原因

原発性慢性糸球体腎炎

- IgA腎症
- 膜性腎症
- 膜性増殖性糸球体腎炎
- 巣状分節性糸球体硬化症　　など

続発性慢性糸球体腎炎

- ループス腎炎
- 糖尿病性腎症
- 遺伝性腎炎　　　　　　　　など

この中にはネフローゼ症候群になりやすいタイプ、進行すると腎不全になりやすいタイプ、最終的に透析になるタイプがあります。

膜性腎症は中高年に多く、癌や肝炎で発症することが多いです。

膜性増殖性糸球体腎炎はC型肝炎などの感染症が原因のことがあります。

巣状分節性糸球体硬化症は若年者に多く、発症が急で、のちに末期腎不全にまで進行します。

この中で一番頻度が高いのはIgA腎症です。

現在、透析治療を受けている患者さんは、国内で約34万人いますが、その3割近くを占めるのが「IgA腎症」という病気です。

IgA腎症

　IgAは免疫(めんえき)グロブリン（Immunogloburi）の一つです。IgAは唾液や消化管などの粘膜の表面で働いています。

　外的の侵入を阻止したり、体のアレルギー症状を抑えたりします。

　生体(せいたい)防御の重要な役目を果たしています。初乳に多く含まれ母子免疫にも役立ちます。

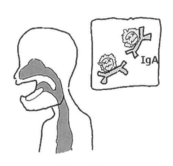

IgAは喉で外敵と戦う

＜腎症になる過程＞

　IgAが過剰に作られ、それに対して産生された抗(こう)体(たい)も血液中に増え、血液中で塊を作ります。

　その塊は血流にのって腎臓に運ばれます。腎臓の組織を攻撃し炎症が起き「IgA腎症」が発症します。

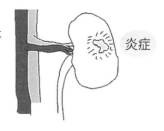

IgAが塊になって　　　腎臓に炎症を起こす

＜IgA腎症は原因不明＞

実はIgA腎症の原因そのものははっきり分かっていません。日本人を含めアジア人に多く、欧米人に少ないです。

IgA腎症は治療に抵抗することが多く、厚生労働省の難病に指定されています。

＜IgA腎症は無症状＞

IgA腎症に自覚症状はないです。学校検尿や職場の検診、人間ドックなどでたんぱく尿や血尿で偶然発見されることが多いです。

＜IgA腎症の診断＞

IgA腎症の確定診断は腎生検です。腎臓から細胞を採って顕微鏡で調べます。病理組織診断といいます。

第13章 慢性糸球体腎炎とIgA腎症

以下の3つの方法で見ます。

- 蛍光抗体法ではメサンギウム領域にIgAの沈着を認めます。
- 光学顕微鏡ではメサンギウム細胞という細胞が増殖しています。
- 電子顕微鏡では、高電子密度物質の沈着を認めます。

蛍光抗体法　　　　光学顕微鏡　　　　電子顕微鏡

  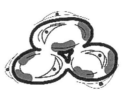

IgAが沈着　　メサンギウム細胞が増殖　　黒い塊が沈着

＜IgA腎症の治療＞

IgA腎症に治療はステロイド治療です。パルス療法といいます。

喉の扁桃腺を取り除く治療と併用することが多いです。すべての人が行うとは限らないです。

ステロイド薬の効果が乏しいときには免疫抑制剤を併用します。

その他に、日常生活では、血圧の管理、減塩、血

糖の管理、脂質の管理、体重の管理、禁煙などです。

＜IgA腎症の経過＞

　IgA 腎症は溶連菌感染後急性糸球体腎炎や急速進行性糸球体腎炎と違って、ゆっくりと進行します。

　成人発症の IgA 腎症では透析や移植が必要な末期腎不全に至る確率は、10 年間で 15 〜 20％、20 年間で 40％といわれています。

　小児は 15 年で 11％が末期腎不全になるといわれています。

第14章 ネフローゼ症候群

家族と医師の会話

息子が入院した

● ネフローゼ症候群患者家族の相談

家　族　先生、大変。うちの息子がネフローゼで入院
　　　　しました。
　　　　ネフローゼってどんな病気ですか？

医　師　尿からたんぱくがたくさん出る腎臓の病気で
　　　　す。

家　族　どうしてうちの子がそんな病気にかかったの
　　　　でしょう？

医　師　お子さんはもともと元気でしたよね。
　　　　小児特発性ネフローゼ症候群ではないでしょ
　　　　うか。

家　族　トクハツって何ですか？

医　師　原因不明という意味です。大人の続発性ネフ
　　　　ローゼと違って、基礎疾患がないのに、急に
　　　　腎臓が傷む病気です。

家　族　はぁ、うちの子は原因不明の腎臓病になった
　　　　のですか？
　　　　じゃあ、その逆で原因がある場合もあるので
　　　　すか？

医　師　はい。例えば糖尿病の人が糖尿病性腎症にな

164　　第3部 腎臓の病気〈ゆっくり進行する腎臓病〉

りネフローゼになることがあります。

息子さんのように小児のネフローゼは、「微小変化型」といい、予後がよいタイプが多いです。

家　族　そうだとよいのですが……。

　　　　ともかく、体がむくんだので息子を小児科に連れて行ったら、すぐ入院といわれてびっくりしました。体がパンパンでした。

医　師　体がむくむのは、尿にたんぱく質が漏れ出て、血液のたんぱくが少なくなるからです。

家　族　先生、うちの子は治りますでしょうか？

医　師　小児のネフローゼはステロイド剤がよく効きます。90％以上が寛解します。

家　族　カンカイ？

医　師　治るとはいい切れないですが症状が完全に取れます。

家　族　そうですか。じゃあ、大人だったらどうなのですか？

医　師　そうですね。個人差がありますが寛解率は75％程度です。

ネフローゼ症候群とは

　ネフローゼ症候群は、腎臓の糸球体が障害され尿にたんぱくが漏れ出る病気です。

　ネフローゼ症候群の人は、1日3.5g以上のたんぱく質が尿から出ていきます。

　たんぱくが尿に多量に出るため、血液のアルブミンが減って体がむくみます。

＜著明な浮腫＞

　腎臓は静かな臓器でなかなか症状が出ないと述べましたが、このネフローゼだけははっきりした症状があります。

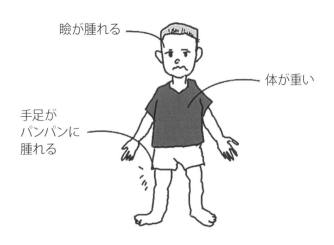

ネフローゼ症候群の診断

- たんぱく尿3.5g/日以上（小児は2.5g/日以上）
- 血清総たんぱく質6.0mg/dL以下
- 血清アルブミン3.0mg/dl以下（小児は2.0mg/dl以下）
- 血清総コレステロール250mg/dL以上

＜体がむくむ理由＞

　尿にたくさんたんぱくが出ると、血管の中のアルブミンが減り、水を保つ力が弱くなり水分が漏出します。

＜コレステロールが上がる理由＞

　また、血液中のたんぱくが足りないと、肝臓がLDLのようなコレステロール運搬たんぱくを合成してしまうため、高脂血症が起きます。

　ネフローゼ症候群の高脂血症は、食べ過ぎの高脂血症とは違います。

ネフローゼ症候群の原因

　ネフローゼ症候群と一口にいっても原因はいろいろです。

　腎臓自体の病気による原発性ネフローゼ症候群と、元の病気があって起こる続発性ネフローゼ症候群とがあります。

＜原発性ネフローゼ症候群＞

　原発性ネフローゼ症候群は子供の病気に多いです。全体の80％が６歳以下の小児です。男児が多いです。

＜続発性ネフローゼ症候群＞

　続発性ネフローゼ症候群は、糖尿病性腎症、ループス腎炎、アミロイドーシス、紫斑病性腎炎などの全身性疾患、Ｂ型肝炎、Ｃ型肝炎などの感染症に伴って起こります。

　また、ネフローゼ症候群の中には、微小変化型、膜性腎症、巣状分節性糸球体硬化症、膜性増殖性糸球体腎炎があります。

　ネフローゼは一つの疾患ではなく、多くの病気の総称です。そのため「ネフローゼ病」とは呼ばず「ネフ

ローゼ症候群」と呼ばれます。

ネフローゼ症候群のタイプ

ネフローゼ症候群は原則として入院して精密検査をします。腎生検で腎臓の一部を採って電子顕微鏡で調べます。ただし、高齢者ではあまり行われません。

＜微小変化型＞

基底膜上皮細胞の足突起が融合しています。小児に多いです。ステロイドで治療します。

正常な糸球体

基底膜上皮細胞

微小変化型

足突起の癒合

＜膜性腎症＞

 糸球体の血管に免疫複合体が沈着します。悪性腫瘍や膠原病、Ｂ型肝炎、Ｃ型肝炎、薬の副作用などで起きます。

 原因が分かればその病気を治療します。

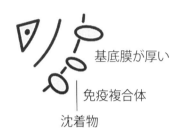
基底膜が厚い
免疫複合体沈着物

＜膜性増殖性糸球体腎炎＞

 糸球体の血管壁にとどまらず、メサンギウム領域にも炎症が見られます。

 Ｃ型肝炎や膠原病などが原因のことがあります。

 原因不明のこともあります。

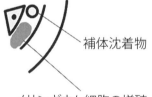
補体沈着物
メサンギウム細胞の増殖

＜巣状分節性糸球体硬化症＞

 糸球体の血管が部分的に硬くなります。このタイプは発症が急激であることが多いです。

 リンパ球の働きが原因のこともありますが、メタボリック症候群にも起きます。

 ステロイドで治療しますが、効果の認められないこ

とが多いです。25年で約3/4の人が末期腎不全となります。

ネフローゼ症候群の治療

ネフローゼ症候群では入院治療が必要です。安静が原則です。原発性ネフローゼ症候群ではステロイドが用いられることが多いです。

ステロイドの投与は長期間になることが多いです。糖尿病、感染症、骨粗鬆症、消化性潰瘍、高血圧、精神症状などの副作用に注意します。

食事療法は、浮腫に対して水分と塩分の制限を行います。また、たんぱく摂取量が制限されます。

ステロイドの点滴

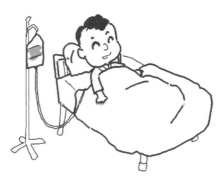

ネフローゼと闘っている坊や、頑張れ!

続発性ネフローゼ症候群は、当然のことながら基礎疾患に対する治療が大切です。

　糖尿病は血糖コントロール、肝炎などではウイルス感染の治療をします。

ネフローゼ症候群の経過

　小児の微小変化型ネフローゼ症候群はステロイド剤により90％以上、成人でも約75％が完全寛解します。しかし、約60％が再発します。

　続発性ネフローゼ症候群では、一般的にステロイドが効かない例が多いです。

　巣状分節性糸球体硬化症、膜性腎症などでは約70％がステロイド抵抗性です。

　腎臓病は慢性化します。残念ながら現在よい治療法がありません。

第15章

多発性のう胞腎

患者と医師の会話

のう胞ってなんですか

● 健診で「のう胞」と指摘された患者さん

患　者　先生、大変です。人間ドックで腎臓が変だと
いわれました。

医　師　超音波検査で「腎臓にのう胞がある」と書か
れていますね。

患　者　ノウホウって、何ですか?

医　師　のう胞は液体が溜まった袋のようなもので
す。

患　者　液体が溜まる?　それは、どういうことで
すか?

医　師　臓器の一部に空洞ができて、そこに周辺か
ら水のようなものが染み込んでできたもの
です。

患　者　初めて聞きました。新しい病気ですか?

医　師　いいえ。昔からある病気ですが、無症状なの
で気づかれなかったものです。
検査が精密になり早期に診断されるようにな
りました。

患　者　なんとなく分かりましたけれど、まさか悪い
病気ではないでしょうか?

174　　　第3部 腎臓の病気〈ゆっくり進行する腎臓病〉

医　師　いいえ、「のう胞」は悪性疾患ではありません。

患　者　そのノウホウというものは、腎臓にだけでき
　　　　るのですか？

医　師　いいえ、腎臓だけでなく、いろんな臓器にで
　　　　きます。
　　　　肝臓や膵臓や甲状腺などです。女性では乳腺
　　　　や卵巣にもできます。
　　　　加齢とともに「のう胞」は体のあちこちにで
　　　　きます。

患　者　加齢じゃしょうがないですね。
　　　　じゃあ、私の腎臓も心配ないですね。

医　師　ちょっと待ってください。
　　　　あなたの腎臓には、のう胞がたくさんありま
　　　　すので精密検査の必要があります。
　　　　遺伝の可能性もあります。ご親族で腎臓が悪
　　　　くて透析になった方がいませんか？

患　者　えー！　親戚ですか？　聞いたことないで
　　　　す。

医　師　いずれにしても、腎臓の専門の先生をご紹介
　　　　しましょう。
　　　　紹介状を書きますのでお待ちください。

第15章 多発性のう胞腎　　175

そもそも「のう胞」とは

　のう胞は、水の溜まった袋のようなものです。肝臓、膵臓、腎臓、子宮、卵巣、乳腺、甲状腺などにできます。脳にもできます。

　のう胞は年齢とともに多くの人に発生します。

　エコー検査やCT検査の際に偶然に発見されることが多いです。のう胞は良性疾患で、これが癌になることはほとんどありません。

　つまり、のう胞は基本的には無症状で無害なものです。稀に炎症を起こして抗生剤などで治療したり、大きくなり過ぎて切除することがありますが、それは例外で、ほとんどが経過観察で大丈夫です。

＜腎のう胞＞

　腎臓にできるのう胞を「腎のう胞」と呼びます。腎のう胞は、加齢とともに大きくなったり、数が増えたりします。

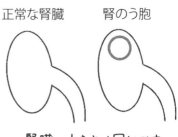

正常な腎臓　　腎のう胞

腎臓の大きさは同じです

　腎のう胞は大きくなっても癌化することはほとんど

ないので治療の対象になりません。

　ただし、まれに出血や感染を起こして対症的な治療をすることがあります。

多発性のう胞腎

　前記の「腎のう胞」に対し、腎臓にのう胞がたくさんできる特殊な病気があります。

　「多発性のう胞腎」と呼びます。左記の「腎のう胞」と違い、「多発性のう胞腎」は重症化しますので放置してはいけないものです。

　この病気は常染色体優性(じょうせんしょくたいゆうせい)の遺伝の病気です。父か母のどちらかが多発性のう胞腎であれば、その体質を受け継ぎます。

　国内の患者数は約 30,000 人と推定されています。

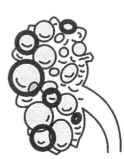

腎臓が大きくなる

<多発性のう胞腎の診断>

　超音波検査ないし CT ないし MR 検査で簡単に多発性のう胞腎の診断がつきます。

　両側の腎臓にのう胞がたくさん見られます。

第15章 多発性のう胞腎　177

＜多発性のう胞腎の症状と経過＞

　無症状であることが多いですが、のう胞が大きくなるとしこりに気づきます。

　30〜40歳代で自覚症状が現れ、さらに腎機能が低下して60歳くらいで腎不全になります。

　ただし腎機能の低下スピードは個人差があります。

＜多発性のう胞腎の治療＞

　まず塩分制限などの食事療法をしっかり行います。血圧が上がったら降圧剤が処方されます。浮腫に対して利尿剤が処方されます。

　多発性のう胞腎では、バソプレシンという利尿ホルモンの受容体を妨げる薬であるトルバプタン（商品名サムスカ）が使われます。

　トルバプタンはもともと心不全の薬で、体に水を溜めない作用があります。

　この薬は腎臓の水も取り除きます。この薬で病気が治るわけではありませんが、腎臓の衰えるスピードを緩やかにします。

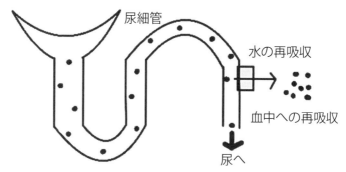

トルバプタンは水の再吸収をブロックする

＜腎不全になったら＞

　病気が進行して慢性腎不全になった場合には、多発性のう胞腎も他の病気による腎不全と同じ治療をします。最終的に透析療法が必要となります。60歳頃までに約50％の人が腎不全になります。進行すると血液透析ないし腹膜透析のいずれかが行われます。

　多発性のう胞腎のために透析を始めた患者さんの予後は、他の病気が原因で透析を始めた患者さんと比べて良好です。今では腎不全のために亡くなる患者さんはほぼ見られなくなりました。

　その他の治療としては、日本はドナーが少ないですが、腎移植も検討されます。

第16章 ループス腎炎

患者と医師の会話

膠原病になった

● 膠原病の若い女性患者さん

患　者　先生、私は膠原病といわれました。
SLE というんだそうです。そんな病気がある
なんて知らなかったです。
先生のところにもそういう病気の患者さんが
いらっしゃいますか?

医　師　いいえ。今このクリニックには SLE の方は一
人もいらっしゃらないです。
それは膠原病の専門の先生がいる病院にお願
いしています。

患　者　やっぱりこの病気の人は少ないのですね。

医　師　はい。……とはいっても、全国に 10 万人の
患者さんがいるそうです。
稀な病気ではないです。SLE は若くて元気そう
で病気とは縁のないような女性に多いですね。

患　者　若い人の病気なんですか……。
私は熱が下がらなくていろんな病院を回っ
て、最後に今の病院で診断されました。

医　師　そうでしたか。未だにこれは診断が難しい病
気ですね。

182　第3部 腎臓の病気〈ゆっくり進行する腎臓病〉

病名がはっきりするまで時間がかかりまし

　　　たね。

　　　それでもう治療は始まりましたか？

患　者　はい、ステロイドホルモンが出ました。

　　　でも、ステロイドって強いのでしょう？

　　　副作用が心配です。

医　師　確かに強い薬ですが、病気の進行を抑えるた

　　　めには必要です。

　　　いろんな検査をしながら注意して使われると

　　　思います。

患　者　先生、嫌な話を聞きました。

　　　このSLEという病気は腎臓病になるのだそ

　　　うです。どうしてですか？

医　師　「免疫複合体」が腎臓の糸球体に沈着して炎

　　　症を起こします。

　　　「ループス腎炎」と呼びます。

　　　人によって程度はいろいろですので、主治医

　　　によく聞いてください。

第16章 ループス腎炎　　183

まず膠原病とは

皮膚や関節などの結合組織（これをコラーゲンともいう）に慢性的な炎症が広がる病気を総称して「膠原病」と呼びます。

発熱、全身の倦怠感、関節痛、皮疹、筋肉痛、手や指の変色、手指の腫れなどが症状です。

日本ではまだ膠原病と呼ばれますが、医学的には「自己免疫疾患」のことです。

体内に侵入した病原体を攻撃するための免疫機構が、自分自身を攻撃してしまうために起きる疾患です。

全身性エリテマトーデスとは

全身性エリテマトーデスは、膠原病の一つです。SLEとも呼びます。全身性エリテマトーデスは〝全身〟を意味する Systemic と、〝狼〟Lupus に噛まれた痕のような〝赤い斑点〟Erythematosus の頭文字をとったものです。

全身性エリテマトーデスの有病率は 10 万人あたり 30 〜 50 人、国内の患者数は 10 万人と推定されています。20 〜 30 歳代の女性に多いです。いろんな症状があって、症状だけではなかなか診断が難しい病気です。また

根治できる治療法がなく、難病にも指定されています。

Systemic
全身の
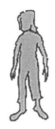

Lupus
(ラテン語で)狼
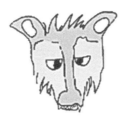

Erythematosus
赤い斑点
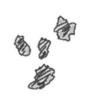

全身性エリテマトーデスの診断

全身性エリテマトーデスは、以下のような症状や検査結果で診断されます。

- 急性皮膚ループス
- 慢性皮膚ループス
- 口腔内潰瘍
- 脱毛
- 関節炎
- 漿膜炎（胸膜炎、心外膜炎）
- たんぱく尿0.5g/日以上または赤血球円柱
- 神経学的症状（痙攣、精神症状）

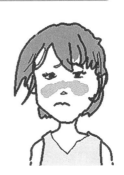

ほっぺが赤くなる
（蝶形紅斑）

第16章 ループス腎炎　　185

- 溶血性貧血
- 白血球4000未満、またはリンパ球 1000未満
- 血小板10万未満
- 免疫項目（抗核抗体、抗dS-DNA、抗Sm、抗リン脂質など）

＜全身性エリテマトーデスの経過＞

　全身性エリテマトーデスは腎臓を傷めます。全身性エリテマトーデスによる腎病変を「ループス腎炎」と呼びます。ループス腎炎は増悪を繰り返し、やがて腎不全、そして最後に人工透析になる例が多いです。

　また、全身性エリテマトーデスは血液障害を起こします。無症状の軽いものから、生命を脅かす重篤なものまで様々です。

　最近、全身性エリテマトーデスによる肺胞出血が注目されています。これはきわめて生命予後が悪いです。

ループス腎炎

　膠原病と腎臓の関係は深いです。免疫複合体糸球体が糸球体に沈着して炎症を起こします。

腎臓が炎症を起こすと、たんぱく尿や血尿、むくみ、高血圧などの症状を起こします。

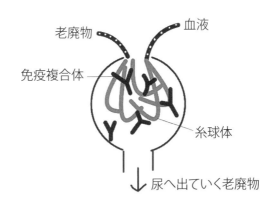

＜ループス腎炎の頻度＞

　ループス腎炎は全身性エリテマトーデスの約50％で診断されます。2人に1人です。精密に調べるともっと多いようです。

＜ループス腎炎の重症度＞

　ループス腎炎が疑われる場合には腎生検をします。その結果にもとづき治療方針を立てます。ループス腎炎は、病理所見に基づいてI〜VI型の6段階に分類されます。

　I型の軽症（予後良好）からVI型（予後不良）の

重症まで人によって重症度はいろいろです。

＜ループス腎炎の診断＞

腎生検による病理診断がもっとも正確です。しかし生検ができないことも多く、尿や血液の検査から診断することもあります。

- 尿の検査：血尿やたんぱく尿
- 血液の検査
  血液一般検査：赤血球数、白血球数、血小板、血沈　など
  腎機能：クレアチニン、eGFR値など
  抗dsDNAなどの抗核抗体価：診断と病気の活動性をみる血清補体価　など

＜ループス腎炎の治療＞

腎臓の炎症が強い場合（Ⅲ、Ⅳ）は、ステロイド薬や免疫抑制薬を使います。

初期治療の後は薬を減量して維持療法になります。

ステロイド薬を長期間飲みます。ステロイドの合併症に注意します。

末期腎不全には腎臓の移植を考えます。

第17章 急性糸球体腎炎

患者家族と医師の会話

溶連菌の感染症

● 息子の病気を心配する家族

家　　族　先生、息子がまた喉を腫らしました。
小児科の先生に「溶連菌」といわれました。
抗生物質を出されました。
飲み終わった後に尿を採るようにいわれましたが、よく意味が分かりません。
何のために尿を検査するんですか？

医　　師　扁桃腺炎が治った後に、「溶連菌感染後腎炎」という病気にかかっていないかを調べるためです。

家　　族　ヨウレン何なんじゃら……長い名前ですね。

医　　師　溶連菌の後遺症がないか見るということです。

家　　族　もう少し詳しく教えてください。

医　　師　その病気は、小さい子供さんが喉を腫らした後10日目くらいに腎臓を傷めた場合に起きます。

家　　族　えー。腎臓病って年寄りの病気じゃないのですか？

医　　師　いいえ、これは小児に多い病気です。

190　　第3部 腎臓の病気〈急に発症する腎臓病〉

健康な人に突然起きる腎炎の一つです。

家　族　急に腎臓の病気になるのですか？
　　　　それも喉を腫らしただけなのに？

医　師　**はい、そういうことです。**

家　族　えー、怖い。じゃあ、扁桃腺を腫らした人は
　　　　誰でも腎臓が悪くなるのですか？

医　師　**いいえ、必ずしも全例が腎炎になるわけでは**
　　　　ありません。
　　　　そうならないために抗生物質をしっかり飲ん
　　　　で予防してほしいです。

家　族　子供なのにそんな強い薬を飲んでよいのです
　　　　か？

医　師　**やむをえないです。余病を防ぐことが一番**
　　　　です。

第17章 急性糸球体腎炎　　191

急性糸球体腎炎とは

　たんぱく尿、血尿、高血圧などの症状が急に起きる病気を総称して「急性腎炎症候群」と呼びます。急性腎炎の「急」というのは、年や月ではなく週や日の単位です。つまりアッという間に発症する腎臓病です。

　その原因はいろいろです。その中でも「溶連菌感染後急性糸球体腎炎」が代表疾患で、全体の9割をしめます。

溶連菌感染後急性糸球体腎炎

　溶連菌感染後急性糸球体腎炎（以下、急性糸球体腎炎）は、A群β溶血性連鎖球菌(えーぐんべーたようけつせいれんさきゅうきん)に感染した後に、1～2週間の潜伏期間を経て、血尿、たんぱく尿、浮腫、高血圧などの症状で発症します。

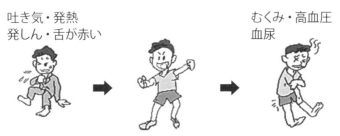

溶連菌が直接腎臓にいって炎症を起こす訳ではないです。

喉や皮膚の感染から腎炎になるまでは、このような複雑なメカニズムが考えられています。

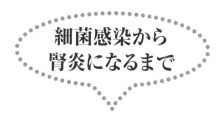

① 外から細菌が侵入する

⬇

② 体が免疫反応を起こす

⬇

③ 細菌に勝つため抗体を作る

⬇

④ その抗体が細菌と結合して免疫複合体を作る

⬇

⑤ 免疫複合体は、血液に乗って腎臓に運ばれる

⬇

⑥ 糸球体に免疫複合体が沈着する

⬇

⑦ 糸球体が炎症を起こす

＜急性糸球体腎炎の特徴＞

　糸球体腎炎は3〜10歳が好発年齢です。男女比は2：1で男児に多いです。この疾患は小児に多いですが、稀に成人でもあります。

　典型的な症状は、血尿、浮腫、高血圧です。重症化した場合の症状は、嘔気、嘔吐など尿毒症の症状が加わります。

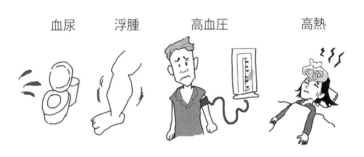

血尿　　浮腫　　高血圧　　高熱

＜急性糸球体腎炎の診断＞

　この病気の診断には、尿検査と血液検査が必須です。まず血尿やたんぱく尿があれば糸球体腎炎を疑います。特に血尿はこの病気の全例に見られます。

　そのうち3分の1は肉眼的血尿、つまり目で見て尿が赤く見えますので素人でも分かります。

　また、血液検査では、血清補体価が低下し、ASO（エーエスオー）（抗ストレプトリジンO抗体）ASK（エーエスケー）（抗ストレプトキ

ナーゼ抗体)が上昇します。

- 血清補体価：基底膜が障害され補体が消費されると下がる。
  この病気の活動期に低下し、6〜8週間以内で正常化する。
- ASO：溶連菌が産生する毒素に対する抗体。
- ASK：溶連菌が持つ酵素ストレプトキナーゼに対する抗体。

この病気は、問診と血液や尿検査でおおよそ診断できますが、治療上やむを得ず必要があれば腎生検をします。顕微鏡で見ると腎臓の糸球体にこのような所見が見られます。

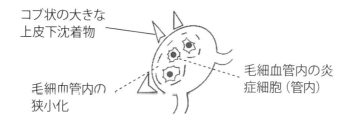

溶連菌感染後糸球体腎炎

コブ状の大きな上皮下沈着物

毛細血管内の炎症細胞（管内）

毛細血管内の狭小化

- 光学顕微鏡　糸球体全体に細胞が多い
- 蛍光抗体法　C3が沈着
- 電子顕微鏡　基底膜上皮にハンプあり→

＜急性糸球体腎炎の治療＞

　根本的な治療方法はありません。安静が第一です。

　基本的には入院させます。症状があれば対症的に治療します。

　例えば、むくみがあれば利尿剤、血圧が上がれば降圧剤が投与されます。

　塩分が制限され、高カロリーで低たんぱくの食事を摂ります。1日の塩分は5歳児で3g以下です。これが厳しいですがんばってもらいます。

＜ほとんどの人が治癒する＞

　急性糸球体腎炎は、ほとんどの人が自然治癒します。小児では9割前後が治ります。成人では6割前後の人が治癒します。

　症状がなくなり、腎機能も正常であれば病院を退院し普通の日常生活に戻れます。完治すれば薬も飲む必要がないです。

　腎機能は通常1〜3ヶ月で正常レベルに戻ります。

　たんぱく尿は6〜12ヶ月間、血尿は数年間続くことが

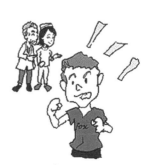

退院おめでとう

あります。

＜慢性化する場合＞

しかし、急性糸球体腎炎が治らないで慢性化する場合もあります。

小児の約 0.1 ％、成人の約 25 ％が慢性腎不全に移行します。

＜悪化する場合＞

大人の 10 ％、小児では 1 ％が急速進行性糸球体腎炎進行します。

急性進行性腎炎は、「腎炎を示す尿所見を伴い数週から数ヶ月の経過で急速に腎不全が進行する症候群」です。次章で詳しく説明します。

小児より成人の方が重症化しますので、溶連菌に感染した場合は注意しましょう。

できるだけ早く病院で治療を受けてください。

第18章
急速進行性糸球体腎炎

患者と医師の会話

急に透析になった同僚の話

● 同僚を心配する患者さん

会社員　腎臓が急に悪くなって透析になった同僚がい
　　　　ます。

　　　　あんなに元気な人が急に腎臓病になるなんて
　　　　信じられないです。

医　師　それは大変でしたね。**驚かれたでしょう。**

会社員　ええ。腎臓病がこんなに怖い病気だなんて知
　　　　らなかったです。

　　　　先生、そんなに急に悪くなるものですか？

医　師　そうですね。お話から推測するに、**急速進行
　　　　性糸球体腎炎」**ではないでしょうか。

会社員　何ですか、それは？

医　師　それは「半月体形成性糸球体腎炎」ともいわ
　　　　れ、発症してから数週間で腎不全になる病気
　　　　です。

会社員　えー、何ですか？　ハンゲツとか？　マンゲ
　　　　ツとか？　お月さまと関係があるんですか？

医　師　耳慣れない病名ですが、腎臓の組織の一部を
　　　　採ってきて顕微鏡で見た時に、その様な所見
　　　　があるのでそう呼ばれます。

200　　第3部 腎臓の病気〈急に発症する腎臓病〉

会社員　よく分かりませんが、その顕微鏡の検査は何
　　　　ですか？

医　師　生検といって腎臓病を正確に診断するために
　　　　行います。

会社員　えー、痛いでしょうね。

医　師　そうはいっていられないです。
　　　　入院して麻酔して針を刺して組織を採取しま
　　　　す。
　　　　それで原因が分かればステロイドで治療でき
　　　　ます。

会社員　その病気を放っておくとどうなるのですか？

医　師　透析になると思います。
　　　　運よく透析を免れても慢性腎不全になりま
　　　　す。なかなか難しい病気です。

会社員　そうなのですか。

急速進行性糸球体腎炎とは

　前章の溶連菌感染後急性腎炎は子供に多い腎臓病で治癒率が高いですが、大人の急性腎炎で予後の悪いものがあります。

　「急速進行性糸球体腎炎」という、たんぱく尿や血尿などの症状が出てから短期間に急速に腎機能が低下し、あっという間に腎不全になる病気です。

急速進行性糸球体腎炎

　急速進行性糸球体腎炎は長い名前ですね。このように分解すると分かりやすいでしょう。

急速進行性	3ヶ月以内に腎臓が働かなくなる
糸球体	腎臓の中心部に強い炎症反応が起こる
腎炎	尿にたんぱくや血液が混じる

＜急速進行性糸球体腎炎の特徴＞

　毎年 2,500 人ほどの人がこの病気を発症しています。国内全体では 2 万人の患者さんがいます。

　日本の人口からすると少ないですが、新たに透析治療を始める原因疾患のナンバー 5 です。

202　　　第3部 腎臓の病気〈急に発症する腎臓病〉

冒頭の会話に出てきた病理学的な「半月体形成性糸球体腎炎」は 65 〜 70 歳の中高年に多く見られます。

＜急速進行性糸球体腎炎の症状＞
　症状は、血尿やたんぱく尿の他に、発熱、倦怠感、筋肉痛、浮腫、高血圧などです。

＜急速進行性糸球体腎炎の原因＞
　急速進行性糸球体腎炎の原因となる疾患は一つではないです。いろんなタイプがあります。腎臓そのものが炎症を起こした場合（原発性という）と、他の病気からくるもの（二次性という）があります。

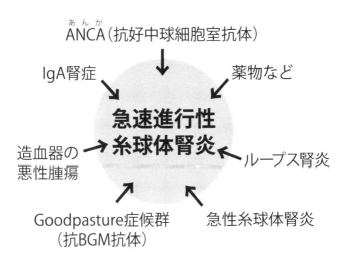

ANCA関連血管炎

　急速進行性腎炎の患者さんの60〜70%は抗好中球細胞質抗体 Anti-Neutrophil Cytoplasmic Antibody（以下ANCA）という自己抗体を持っています。

　この病気は免疫系の異常が関係しています。

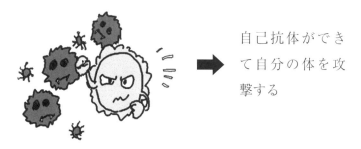

自己抗体ができて自分の体を攻撃する

好中球は本来はウイルスや細菌と戦うものだが……

　ANCAは腎臓の糸球体に強い炎症を起こします。

　基底膜が破れて血液成分が「ボウマン嚢」という糸球体を覆っている袋に侵入します。そして、さらに炎症が強くなります。

　急速進行性糸球体腎炎は、腎臓以外の血管にも炎症を起こすことがあります。

　肺炎や肺出血、皮膚の出血斑、神経炎を合併することがあります。

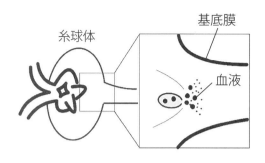

<腎臓の生検>

腎臓の組織を採ってきて顕微鏡で見て正確に診断します。

最もよく見られる所見は「半月体形成性糸球体腎炎」です。多くの糸球体に半月体という細胞が見られます。

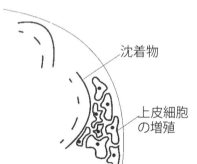

つまり、

半月体形成性	ボウマン腔内に半月体形成
糸球体	糸球体に炎症が起きる
腎　炎	血尿やたんぱく尿になる

蛍光抗体法でさらに詳細に調べます。

＜急速進行性糸球体腎炎の治療＞

　入院して安静を守ります。早期にステロイド治療を行います。ステロイドを大量に使います。「ステロイド・パルス療法」といいます。また、免疫抑制薬が使われます。

　必要に応じて血漿(けっしょう)交換をします。入院期間は２ヶ月以上になることもあります。食事療法では、たんぱく質や塩分が制限されます。一方、カロリーは多く摂ります。場合によって水分制限もあります。

＜進行性です＞

　早期に発見し治療を開始すれば、病気の進行をある程度くい止められますが、一般的には予後不良です。

　２年間での死亡率は２割、腎不全による透析への移行が３割です。透析に至らなくとも、大半の患者さんは慢性腎不全としての治療を受けることになります。

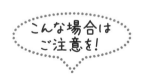

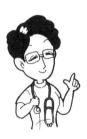

風邪症状が長引き、熱が下がらない、尿がいつもより濃くなった場合などには、病院を早く受診してください。

第19章

腎臓に
よくない薬

医師間の会話

薬は一つひとつチェックする

● 腎臓内科医との会話

開業医　先生、最近腎臓の悪い患者さんが増えてきました。

　　　　高齢者で腎機能が落ちた人に薬を処方する場合は注意しろ、とよくいわれますが、何に注意したらよいですか？

腎内医　**糖尿病の薬のビグアナイドが有名ですが、実際はほとんどの薬が対象となります。**

　　　　添付文書をよく読んで、一つひとつ慎重に投与してください。

開業医　やっぱり、一つひとつチェックですか。

　　　　一仕事ですね。

腎内医　**内科の先生はいうまでもありませんが、他の科の先生にも気を付けていただきたいと思います。**

開業医　そうですね。高齢者は病気が多く、いろんな病院にかかっています。

　　　　内科だけでも出される薬が少なくないのに、整形、泌尿器、皮膚科などを合わせると半端な数じゃないです。

208　　第3部 腎臓の病気〈急に発症する腎臓病〉

腎内医　腎機能に合わせて減量してほしいです。

さらに、透析になるとまたガラッと変わります。薬の処方は本当に難しいです。

薬を長く飲まない

●その続き

開業医　ところで、痛み止めが腎臓によくないといわれていますが鎮痛剤は出してはいけないですか？

腎内医　そこまでいいませんが、鎮痛剤は注意が必要です。

一過性に腎臓にくることもありますが、急性腎障害で入院する人もいます。

慎重にお願いします。

開業医　雑誌で「ロキソニンを飲んではいけない」なんて記事を切り抜いて持ってくる患者さんがいらっしゃいます……。

腎内医　ロキソニンだけが悪いのではなく、どんな鎮痛剤も漫然と長く飲むことは避けてほしいです。

第19章 腎臓によくない薬　　209

腎臓によくない薬とは

誰でも薬は飲みたくないと思いますが、治療のためにやむを得ず薬が処方されています。

内服薬であれ注射液であれ、薬には多かれ少なかれ副作用があります。

腎臓のためには以下の点に注意しましょう。

薬剤性腎障害

健康な人でも、薬が腎臓を傷めることがあります。

すでに腎臓病を持っている人では、薬の影響で腎不全に進行することがあります。

薬で急に起こる腎臓病を「薬剤性腎障害」と呼びます。

薬剤性腎障害は年齢が高くなるほど多くなります。

70歳代の人は10歳以下の人の3倍も腎臓を傷める確率が高くなります。

高齢者の方は要注意です。

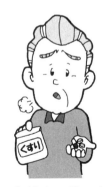

高齢者は特に注意してください！

薬剤性腎障害のメカニズム

ところで病気を治すはずの薬が腎臓を傷めるのは
何故でしょうか。

そのメカニズムは複雑です。中毒性、アレルギー
性、間接毒性、尿路閉塞性などいろいろいわれてい
ます。

難しい話なので省略しますが、いろんな理由で腎
臓は傷みやすいことを認識してください。

薬剤性腎障害のワースト4

腎臓を傷める薬で、最も頻度が高いのはこの4種類
です。

① 鎮痛剤　　25.1％

② 抗癌剤　　18.0％

③ 抗菌薬　　17.5％

④ 造影剤　　5.7％

(薬剤性腎障害 診療ガイドライン 2016)

＜① 鎮痛薬＞

薬剤性腎障害の原因となる薬として最も多いのが

NSAIDsと呼ばれている非ステロイド系抗炎症薬の痛み止めです。

NSAIDs（商品名ロキソニンなど）を使い始めて尿が少なくなったり浮腫が出たらすぐに服用を止めましょう。

市販の頭痛薬や風邪薬にも含まれることがありますので注意しましょう。

これに対して、アセトアミノフェンは腎臓の影響が少ないので、慢性腎臓病の人は痛み止めはアセトアミノフェンなどで代用しましょう。

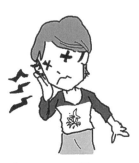

痛み止めは選んでください。

<②抗癌剤>

鎮痛剤の次に多い薬剤性腎障害の原因は抗癌剤です。シスプラチンに含まれる白金の化合物が尿細管を傷めます。

急性腎不全になるだけでなく、慢性腎臓病から慢性腎不全になることもあります。

抗がん剤投与前に腎機能をよく調べ、主治医とよく相談して治療薬を選んでください。

<③ 抗菌薬>

アミノグリコシド系（ストレプトマイシンなど）やβラクタム系の抗菌薬（ペニシリン系、セフェム系など）などは腎臓を傷めることがあります。

変化があったらすぐ中止し、主治医と相談して他の抗菌薬に変更しましょう。

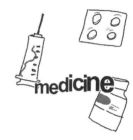

注射も飲み薬も注意!!

<④ 造影剤>

CT検査やカテーテル検査などで造影剤を使う場合は、事前に腎機能をチェックしましょう。ステージG3以下の慢性腎臓病の人には造影剤は使えません。ビグアナイド系の糖尿病の薬（商品名メトグルコなど）は造影検査の前後で一時休薬します。

尚、鎮痛剤と抗菌薬に腎障害が多いのは、毒性が強いからという訳ではなく、処方する機会が多いからだともいわれてます。

薬は必要に応じて必要最低限で服用しましょう。

高血圧で治療中の方

　高血圧症で降圧剤を服用している人は少なくないです。

　降圧剤は種類が多く、ACE 阻害剤や ARB などの降圧剤は、本来は腎臓の負担を取ってくれる薬ですが、血管が拡張し過ぎて腎臓の血流が減ると尿量が減ったり浮腫が起きたりすることがあります。

　また電解質のカリウムも高くなることがありますので注意が必要です。

糖尿病で治療中の方

　糖尿病の治療で血糖降下剤を飲んでいる人も多いです。

　血糖降下剤は種類がとても多く、それぞれの薬が違う効果があり、違う副作用があります。

- ビグアナイド（商品名メトホルミンなど）は中等度以上の腎障害で禁忌です。血清クレアチニン値が男性1.3mg/dL、女性1.2mg/dL以上が中止の目安です。
- グリメピリド（商品名：アマリールなど）のス

214　　第3部 腎臓の病気〈急に発症する腎臓病〉

ルフォニル尿素は腎機能が低下すると低血糖な
どリスクが高まるので、ステージG4以上の慢性
腎臓病では禁忌です。

・αグルコシダーゼ阻害薬、DPP4阻害剤は種類
によって違います。

それぞれの注意事項をよく読んでください。

脂質異常症で治療中の方

コレステロールで飲み薬を飲んでいる人も少なくな
いです。

腎機能を低下させないために悪玉コレステロールを
下げないといけませんが、注意が必要です。

中性脂肪を下げるフィブラート系（商品名ベザトー
ル）は腎不全の人に使えません。

具体的には血清クレアチニン値が2以上で中止で
す。

抗凝固剤を飲んでいる方

心臓病で血液サラサラの飲み薬を処方されている方
も少なくないです。

第19章 腎臓によくない薬　　215

薬の種類によって腎臓の影響はさまざまです。

一生飲むことも多い薬ですので腎臓の働きを考慮し、自分の服用している薬についてしっかり把握しましょう。

医師と薬剤師に個別に確認してください。

胃腸薬を飲んでいる方

胃炎や胃潰瘍で胃薬を飲んでいる人や、便秘の薬を飲んでいる人も注意が必要です。

薬の中にそういう成分が入っていると、腎臓の機能が落ちてアルミニウムやマグネシウムが体に残る場合があります。

病院で出された薬だけでなく市販薬にも含まれています。

他にもまだまだある

その他に、帯状疱疹の時に出される抗ウイルス剤（商品名バルトレックスなど）、例をあげきれないほど注意する薬があります。

ですから、薬はすべて不必要な服用を避けましょう。

どんな薬でも原則として長期に服用しないようにしましょう。

詳しいことは、日本腎臓病薬物療法学会が公開している「腎機能低下時に最も注意の必要な薬剤投与量一覧2023年改訂36版」をご参照ください。

インターネットで一つひとつの薬剤において詳しく書かれています。

患者さまだけでなく医師、看護師、薬剤師にもお勧めです。

第4部 腎代替療法

- 第20章 尿毒症になったら
- 第21章 血液透析
- 第22章 腹膜透析
- 第23章 腎臓移植

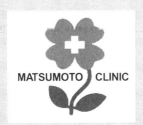

第20章

尿毒症になったら

急性腎機能障害でも慢性腎臓病でも、治療の甲斐なく腎臓の機能が落ちると最終的には尿毒症になります。

　尿毒症になると倦怠感、頭痛、嘔気、浮腫、食思不振などいろんな症状が出ます。食べれなくなり痩せてきます。末期腎不全と呼びます。

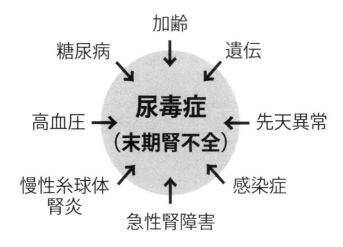

　末期腎不全は積極的に治療する場合とそうではない場合があります。

　積極的な治療は人工透析です。透析しない場合は保存的治療になります。

　日常生活に気を付け尿毒症の症状を緩和するケア治療です。

緩和ケア

　日本では高齢化社会を反映して、透析の患者さん
が高齢化してきました。加齢に伴い体力の低下が著し
く、認知症が進行し、重症の心臓病や悪性腫瘍の併発
などで透析の導入が難しい場合もあります。また自分
の強い意思で透析を拒否する方もいらっしゃいます。

＜意思決定＞

　透析学会は終末期患者に対し2014年の提言、全透析
患者について2020年に「透析の開始と継続に関する意
思決定プロセスについての提言」などを発表して現場
が混乱しないようにしています。この件につきプロジェ
クトが立ち上げられ今も諸問題を検討しています。

＜協力体制＞

　尿毒症の緩和ケアは癌の緩和治療と基本的に同じ
です。病状に応じた個別対応です。自分一人では治
療できないので、家族や社会の力を借ります。

・医師一人ではなく、腎臓専門医や緩和ケアの専門
　医などが協力します。

第20章 尿毒症になったら　　223

往診して診察したり、薬を処方したり、必要に応じて入院の手配などをします。
- 看護師は腎臓病に慣れた熟練した看護師が、患者の病状を把握し、頻繁に訪問し、適切な処置を施します。自宅に訪問します。
- 薬剤師は、腎臓の病状に応じた薬の処方をサポートします。
- 栄養士は、その人に合った食事について細かく指導をします。
- 理学療法士は、筋力が落ちないようにリハビリをします。
- ソーシャルワーカーは、支援に必要なサービスを提供します。

各職種のスタッフが、家族と協力して自宅でQOLの高い生活を維持するように努力します。

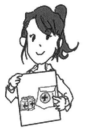
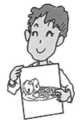
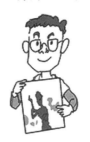
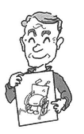

薬剤師　　栄養士　　理学療法士　　ソーシャルワーカー

腎代替療法

　積極的な治療をする場合は腎代替療法です。腎代替療法は透析治療か腎移植です。

　透析治療は体の余分な水分や老廃物を取り除き生命を維持します。透析治療には血液透析と腹膜透析があります。日本では腹膜透析より血液透析が多く行われています。

　腎臓移植は根治療法です。成功すれば新しい腎臓がすべての機能を補い普通の生活ができます。しかし、腎臓移植が理想とはいえ日本では腎移植はまだ少ないです。

　どの治療を受けるかは病状で決まりますが、移植を待つ間に透析をしたり、腹膜透析から血液透析になったり、血液透析と腹膜透析を併用したり、などいろんなやり方があります。

血液透析　　腹膜透析　　腎臓移植

　血液透析、腹膜透析、腎移植の３つの方法はについて解説します。

第21章

血液透析

患者と医師の会話

いよいよ透析が始まる

● 透析予定の患者さん

患　者　先生、私は腎臓内科の先生から、そろそろ透析をしたほうがよいといわれました。

医　師　そうですか。徐々に腎機能が悪くなってきましたからね。ついにその時期がきましたか。

患　者　どうやって血をきれいにするのですか？

医　師　血液透析は、汚れた血液を一度体の外に出して透析膜の中を通して、きれいになった血液を自分の体に戻します。

患　者　透析はだいたいいつ頃から始めるのですか？何か決まりがあるのですか？

医　師　個人差がありますが、大雑把にいうと、クレアチニンが8 mg/dL、症状としては体がむくんできたら始めます。

患　者　うーん。今の私は実にその通りです。

医　師　車が送迎してくれるとはいえ、透析は治療の時間が長いので大変ですね。

患　者　はい、1回の治療に4時間もかかると聞きました。それも週に3回、はぁ……。（ため息）

228　第4部 腎代替療法

血液透析とは

<透析の患者数>

　透析をしている患者さんの数は年々増加しています。2020年末の透析患者数は347,671人でした。新しく透析が導入された患者数は40,744人でした。

　欧米では透析の人が少なく、日本人の透析患者の有病率は台湾に次いで世界2位といわれています。

わが国の慢性透析療法の現況

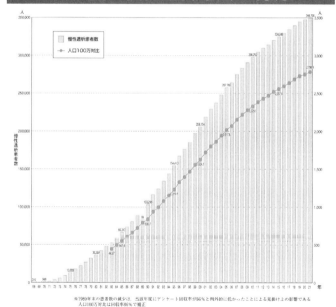

図1　慢性透析患者数（1968-2021）と有病率（人口100万対比、1983-2021）の推移　　（施設調査による集計）

（出典：日本透析学会　2021年12月31日現在）

透析患者の平均年齢は69.4歳です。透析する患者さんの年齢は年々上昇しています。つまり高齢化が目立ちます。

<透析の原因>

透析になる腎臓病の病気には以下のようなものがあります。透析の原疾患は糖尿病性腎症が最も多く（40%）、第2位は高血圧による腎硬化症（18%）でした。腎硬化症は最近慢性糸球体腎炎（14%）を上回りました。

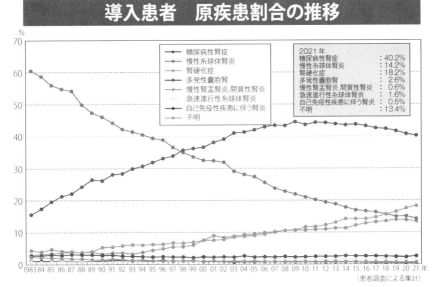

（出典：日本透析学会　1983〜2021年）

＜透析の開始時期＞

透析を開始する目安は以下のようです。

- 浮腫、心不全、肺水腫、貧血などの尿毒症の症状がある
- 血清クレアチニン値が8mg/dL以上
- 糸球体濾過量GFRが10ml/min/1.73㎡以下

ただし、数値だけで判断するのではなく、GFRが15未満となり腎不全症状があれば透析を開始します。

血液透析のやりかた

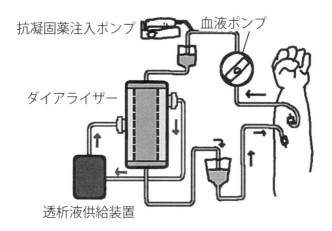

血液透析では、まず、血液ポンプを使って血液を体外へ送ります。

取り出された血液は浄化器を通してきれいになります。血液を体の中に戻します。透析の浄化器をダイアライザーと呼びます。ダイアライザーは、血液中の老廃物や余分な水分、電解質を透析液へ移します。

　腎臓の糸球体と同じ働きをします。筒のケースに細いストロー状の透析膜が約1万本束ねられて入っています。この透析膜には小さな穴がたくさん空いていて、血液の中の老廃物などを透析液側へ移します。

＜シャントを作る＞

　血液透析のためにはシャントを作ります。シャントとは血液透析を行う際、充分な血液量が確保できるように、動脈と静脈を体内または体外で直接つなぎ合わせた血管のことをいいます。

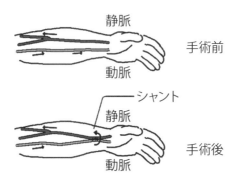

手術は局所麻酔で行われ、時間は1〜2時間程度です。シャントができたら透析が始まります。

＜血液透析は完全とはいえない＞

透析は万能ではありません。透析しても塩分やカリウムやリンなどは十分に除去できません。

食事療法を守り、血液がきれいになっても飲んでいる薬は減らすことはできません。基礎疾患の治療を継続します。

血液透析の合併症

血液透析は、1回4時間、週3回行います。時間がかかる理由は、この時間と回数を守らないと合併症などが起きるからです。合併症は以下のようなものがあります。

＜不均衡症候群＞

血液透析を始めた場合に、体が透析にまだ慣れていないために腹痛や嘔吐などがあらわれます。「不均衡症候群」といいます。

透析で老廃物が除去されて、体全体はきれいになり

第21章 血液透析　　233

ますが、脳の中の老廃物は除去されにくいので、体と脳との間に濃度差が生じるためにこのような症状が起きます。時間をかけてゆっくり透析するとこの副作用は防げます。

＜血圧の変動＞

透析中に血圧が上がって頭痛や吐気などの症状が出ます。その原因は、透析しても水分や塩分が十分に排泄されず体液量が増加するからです。

逆に、透析による除水で循環血液量が減り、透析中に血圧が下がることも少なくないです。

＜アミロイド沈着＞

長い間、透析を続けていると、アミロイドというたんぱく質が骨や関節に沈着します。手のつけ根の痺れや痛み、肩・膝などの関節痛、バネ指などになります。

＜痒み＞

透析で汗腺が萎縮し汗が出にくくなり皮膚が乾燥し痒みが起きます。

夜間の痒みは睡眠を妨げます。イライラし、皮膚を掻いて痒みがひどくなります。

日常生活の管理

シャントの管理

　シャントは詰まりやすいです。シャント側の腕に負担をかけないようにしましょう。また感染しやすいので、常に清潔を保ちましょう。

体重管理

　毎日体重を測りましょう。水分を多く摂り過ぎると、心臓や肺に水が溜まります。1日にどれくらい水を飲むのかは主治医によく相談しましょう。

食事の制限

　血液透析を始めた後のエネルギー摂取量は体重あたり、30 〜 35kcal/ 日です。痩せていると生命予後が悪くなるため、十分なエネルギーを摂取することが大切です。

　透析開始後は一般的な成人とほぼ同等のたんぱく質を摂取します。カリウムの摂取量は1日あたり

2000mg 以下に抑えます。

血液のカリウム値が高くなると不整脈が生じることがあります。

果物や生野菜、芋類は茹でてその汁を捨てましょう。カリウムを吸着する薬剤を処方することもあります。リン含有量の比較的高い加工食品（ハム、ソーセージ）や乳製品（ヨーグルト、牛乳、チーズ）は摂り過ぎないようにしましょう。

食品添加物もできるだけ摂らないこと。

透析の予後

高齢者と透析の長い患者さんは、高血圧や糖尿病が多く、血液中のリンやカルシウム濃度の異常も関係して動脈硬化性疾患を起こしやすいです。

脳梗塞や心筋梗塞の発症率が高いです。

透析患者の死因は、心不全が一番で、感染症、悪性腫瘍がそれに次ぎます。

尿毒症で命を落とす割合はわずか５％と少なく、心臓病で３割の人が死亡しています。

236　　　第4部 腎代替療法

「血液透析」の質問に答えます

血液透析を理解する

Q 何が原因で透析になるのですか？

A 一番多い原因は糖尿病です。高血圧も透析の原因になります。透析になってから慌てるのではなく、糖尿病や高血圧を発症初期から適切に治療し余病を防ぎましょう。

Q 腎臓病から透析になるのではないですか？

A 以前は慢性腎炎から透析になるのが一番多かったですが、今は糖尿病や高血圧などの生活習慣病から透析になる人が多いです。

Q 透析はどういうふうに始めるのですか？

A まず、シャントを作ります。動脈と静脈をつなぐ手術です。作ったシャントが詰まらないように日常動作に注意します。

Q 透析が始まったら、何に気を付ければいいのですか？

A 水分の制限があります。毎日体重を測ってもらいます。他にも合併症の対処などいろいろあります。

Q 透析になると体が痒くなると聞きました。

A はい、皮膚が乾燥しやすいので体のあちこちが痒くなります。痒み止めを塗ったり、いろいろ対症的に治療します。

Q 透析をすれば機械が血液をきれいにしてくれるので、もう何を食べてもよいですよね？

A いいえ、たんぱく質の制限はゆるくなりますが、水分、塩分、カリウムやリンの制限は続きます。栄養士から詳しい食事指導があります。

Q 透析の人は安静にしていないといけないですか？

A いいえ。おおいに運動してください。ただし、病状によっては制限がありますので主治医の指示に従ってください。

Q 透析は大人だけですか？　子供でも透析しますか？

A 透析しないで腎臓移植になる場合もありますが、子供でも大人と同じように透析を行います。病状、年齢、体格などを考慮して治療が開始されます。

Q 透析はお金がかかるのですか？

A 透析になった場合、特定疾病療養受療証の交付により負担が軽減されます。その手続きはご自身が加入している健康保険の窓口です。
また身体障害者手帳が交付され、自立支援医療を使用することでさらに負担が軽減されます。その手続きは住民票のある自治体の障害福祉担当窓口です。

Q じゃあほとんどお金がかからないのですね。

A いいえ、医療費自体は負担が少ないですが、保険以外に実費のものもあり、人によって程度は違いますが経済的負担はあります。

Q 将来、透析にならないために何をしたらよいですか？

A 加齢により腎機能が低下するのは仕方ないとして、若いうちからやれることは、糖尿病にならない、血圧を上げない、太らないなどの心掛けが大切です。

240　　第4部 腎代替療法

第22章 腹膜透析

患者と医師の会話

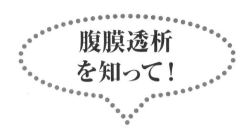

仕事を続けるために

● サラリーマンの相談

患　者　大学病院の先生から透析の時期がきたといわれました。

　　　　でも、私はまだ仕事をしているので、週に3回も透析に通えません。

医　師　そうですか。では、**腹膜透析というものがあります**。

患　者　血液透析はよく聞きますが、フクマクトウセキはあまり聞いたことがないです。

　　　　新しい治療法ですか？

医　師　いいえ、**腹膜透析の歴史は長いです。**

　　　　腹膜透析は血液透析とほぼ同時に開発されました。

患　者　じゃあ、腹膜透析をやっている人はたくさんいるのですか？

医　師　いえいえ。血液透析の人が圧倒的に多くて、腹膜透析はすごく少ないです。

患　者　どれくらいですか？

医　師　腹膜透析はたったの3％くらいです。
外国では多いのですが、日本はまだ少ないです。

患　者　よその国ではどれくらいですか？

医　師　平均して11％です。
香港やメキシコでは75％で、腹膜透析の人の方が多いです。

患　者　そうなのですか。先生はどう思いますか？
私はどっちに向いていますか？

医　師　仕事をしたいのなら腹膜透析がよいと思いますよ。

患　者　ぜひやりたいです。

医　師　大学病院の先生に相談して、双方の利点と欠点を聞いて、腹膜透析ができるか相談してください。

患　者　分かりました。

腹膜透析とは

腹膜は肝臓や胃や腸を覆っている薄い膜のことです。腹膜に囲まれた空間を腹腔といいます。

腹腔は「おなかのクッション」とも呼ばれます。

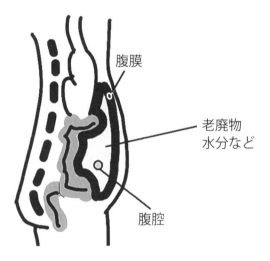

腹膜透析は、腹膜を介し血液をきれいにする方法です。

腹膜透析の原理

お腹にカテーテルという太い管を刺し、腹腔内に留置します。

お腹の中に透析液を入れます。4〜8時間溜めておきます。

　お腹に留置したカテーテルから、透析液を1日数回出し入れします。

　腹膜透析の操作は自分で自宅で行います。通院は月に1〜2回程度です。

　希望すれば誰でもできるわけではありません。以下の条件があります。

＜腹膜透析に適した人＞

- ・腹膜透析を実施する能力や意思があること
- ・住宅環境や衛生面などの条件が整っていること
- ・患者家族が協力的である
- ・食事療法、服薬、体重や血圧を管理できること

＜腹膜透析に適さない人＞

- ・腹膜の癒着（カテーテルが入りにくい）
- ・腹壁ヘルニアがある
- ・その他の体の問題
- ・精神障害などで管理ができない場合

埋め込み手術

腹膜透析を始めるには、入院してカテーテルをお腹に埋め込む手術をします。退院後は自分でバッグを交換します。新しい透析液をお腹の中に注入し、老廃物や水分などを含んだ透析液をお腹から取り出します。

細菌が腹腔内に入らないようにバック交換時は手をよく洗って清潔に操作します。

自動腹膜還流装置で就眠中に行う方法と、昼間数回交換する方法があります。

寝ている間に透析液を交換する

夜間に機械を用いて8～10時間かけて透析液を交換します。昼間は自由に過ごせます。

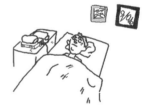

昼間、透析液を交換する

バッグ交換の回数は通常1日3～4回です。

1回にかかる時間は、30分くらいです。

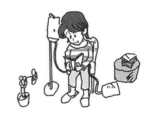

入　浴

　腹膜透析の場合、出口部を保護する方法と出口部を保護しない方法があります。バスタブかシャワーか、自宅か公衆浴場などの状況によって違います。

　主治医に相談して感染を起こさないように入浴しましょう。

運　動

　基本的には、運動は血液循環をよくし肥満を予防しますので大いにやってください。

　しかし激しい運動は勧められません。また、鉄棒やドッジボール、マット運動などはカテーテルが引っ張られるのでだめです。

食　事

　腹膜透析は血液透析と同様にカロリーを多めに摂り、たんぱく質は普通の成人と同じに摂れます。

　透析前に比べて制限は緩和されますが、規則正しくバランスのよい食事を摂ってください。

第22章 腹膜透析　　247

尿が出ている場合は水分制限はありません。

血液透析との大きな違いはカリウムの制限がないことです。

血液透析ではカリウムを制限するために果物や野菜を茹でこぼしたりして手間がかかりましたが、腹膜透析ではその必要がありません。新鮮な野菜を食べれます。

1日の量	エネルギー kcal/体重	たんぱく質 g/kg体重	食塩 g	水 ml	カリウム mg	リン mg
血液透析	30〜35	0.9〜1.2	＜6	できるだけ少なく	＜2000	＜たんぱく質（g）x15
腹膜透析	30〜35	0.9〜1.2	PD除水量x7.5 ＋ 尿量x5	PD除水量 ＋ 尿量	制限なし	＜たんぱく質（g）x15

血液透析との併用

腹膜透析と血液透析の両方を行うこともあります。

例えば週５〜６日の腹膜透析に週１回の血液透析を併用します。週に１〜２日、腹膜を使用しない休息日を設けることができます約２割の患者さんが併用療法を行っています。

腹膜透析の人はまだ少ない

　日本では腹膜透析をしている人は透析患者さん 34 万人のうち 9,445 人（2018 年）で、全体の３％程度しかいないです。

　腹膜透析が少ない理由は、すでに血液透析の施設が多いことと、医師もスタッフも血液透析に慣れているからです。

　また、透析の人自身も心臓病などの余病があるので通院で治療を受けた方が安心ということもあります。

「腹膜透析」の質問に答えます

腹膜透析を理解する

Q 血液透析と腹膜透析はどう違うのですか？

A 血液透析と腹膜透析の原理は同じですが、血液透析が腕に作ったシャント血管から血液を体の外に出し機械を通して老廃物を排除するのに対し、腹膜透析は自分の腹膜を使って老廃物を排除します。
血液透析は病院ですが、腹膜透析は自宅で行います。

Q 腹膜透析と血液透析はどっちが便利ですか？

A 血液透析は週に3日間病院に通わないといけないですが、腹膜透析は月に1回程度なので時間

が節約できます。

仕事や通学ができ日常生活が普通にできます。

腹膜透析はQOL（生活の質）が高いです。

Q 普通の生活ができるなら腹膜透析が絶対よいのではないですか。

どうして皆さん腹膜透析にしないのですか？

A 血液透析は施設が整っていることや安心感があります。

腹膜透析は透析バックを交換したり、チューブの管理など自分でやらないといけないことが多いです。

対象者も限定されます。自分の希望で腹膜透析ができるとは限りません。

Q 何年くらい腹膜透析ができるのですか？

A 腹膜透析が長くなると、腹膜が硬くなって使えなってきます。

個人差がありますが、腹膜透析は5年から8年くらいといわれています。

第22章 腹膜透析　251

Q では、腹膜が使えなくなったらどうするのですか？

A 理想をいえば腎臓の移植をすれば普通の人と同じような生活ができますが、事情により移植ができなければ、血液透析になります。

Q 腹膜透析の場合は、普段どんなことに気を付けたらよいですか？

A 感染症を予防するため、自宅を清潔な環境に保ってください。
また出口部の感染がないように気を付けてください。
衣類や運動で、カテーテルが引っ張られないように注意してください。

Q 腹膜透析になれば何を食べてもよいですか？

A 血液透析より食事の制限や水分の制限は緩やかですが、適切なカロリーとたんぱく質を摂り、塩分も控えめにすることは同じです。

血液透析と違うのはカリウムの制限がないことです。

Q 看護師さんが家に来てくれると聞きましたが本当ですか？

A 介護保険制度を利用できます。訪問看護サービスで、看護師が患者さんの腹膜透析の実施状況を確認してくれます。
また、透析バッグの交換も依頼できます。

Q 腹膜透析はお金がかかりますか？

A 血液透析と同様、公的支援により自己負担は軽減されます。
健康保険と障害者医療費助成制度、高額療養費制度（特定疾患療養受療証）により、医療費の自己負担は自治体、所得によって異なります。

第23章

腎臓移植

患者と医師の会話

免許証の裏を見てください

● 車の免許を取った若者に

若　者　先生、報告です。僕もついに運転免許を取り
　　　　ました。

医　師　よかったですね。ちょっと見せてください。
　　　　運転免許証の裏に「脳死後移植のために臓器
　　　　を提供します」と書いてあるのに気づきまし
　　　　たか？

若　者　移植……ですか？

医　師　はい。今、日本では移植を希望している人が
　　　　多いのにドナーが少ないので困っています。

若　者　「ドナー」って何ですか？

医　師　ドナーは臓器提供者で、臓器をあげる人です。

若　者　あー、あれ。……心臓とか腎臓ですね。
　　　　臓器移植はよくやっているのですか？

医　師　残念ながら臓器移植は、日本は外国に比べて
　　　　少ないです。

若　者　その話を雑誌かなんかで見た気がします。

医　師　はい、現在1万人以上の人が腎臓移植の順番
　　　　を待っています。

若　者　そんなに！　困っている人が多いのですね。

医　師　ところで今日は保険証を持ってきたと思いま
　　　　すが、保険証の裏にも臓器提供意思表示の欄
　　　　があります。

若　者　知らなかったです。

医　師　マイナンバーにもありますよ。

　　　　私はこの３つにサインしています。

　　　　家族にも話して協力してもらっています。

若　者　そうですか。……僕も考えてみます。

運転免許証の裏

備　考

以下の部分を使用して臓器提供に関する意思を表示することができます（記入は自由です。）
記入する場合は、1 から 3 までのいずれかの番号を〇で囲んでください。
　1．私は、脳死後及び心臓が停止した死後のいずれでも、移植のために臓器を提供します。
　2．私は、心臓が停止した死後に限り、移植のために臓器を提供します。
　3．私は、臓器を提供しません。
《1 又は 2 を選んだ方で、提供したくない臓器があれば、× をつけてください。》
【心臓・肺・肝臓・腎（じん）臓・膵（すい）臓・小腸・眼球】

［特記欄：　　　　　　　］　《自筆署名》
　　　　　　　　　　　　　《署名年月日》　　　年　　　月　　　日

健康保険証の裏

注意事項　保険医療機関等において診療を受けようとするときには、必ずこの証を
　　　　　その窓口で渡してください。

住　所
備　考

※　以下の欄に記入することにより、臓器提供に関する意思を表示することができます。
　　記入する場合は、1 から 3 までのいずれかの番号を〇で囲んでください。
1．私は、脳死後及び心臓が停止した死後のいずれでも、移植のために臓器を提供します。
2．私は、心臓が停止した死後に限り、移植の為に臓器を提供します。
3．私は、臓器を提供しません。
《1 又は 2 を選んだ方で、提供したくない臓器があれば、× をつけてください》
　　　　　【心臓・肺・肝臓・腎臓・膵臓・小腸・眼球】
［特記欄：　　　　　　　　　　　　　　　　　　］
　署名年月日：　　　　年　　　月　　　日
　本人署名（自筆）：　　　　　　　　家族署名（自筆）：

腎臓移植とは

　腎臓が全く働かなくなったら日本では透析をするのが一般的ですが、透析は病気を治すものではなく応急処置にすぎません。

　それに対し腎臓移植は根本的な治療です。腎臓そのものを取り換えて新しくします。

　しかし、移植する腎臓の提供が少なく、2019年には1,711件しか腎移植が行われませんでした。

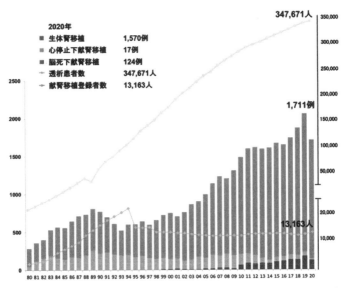

（出典：日本移植学会ファクトブック2021）

日本では、移植の希望者は多いですがドナー（臓器提供者）が少なく、現在13,000人の人が移植の順番を待っています。

　その中では透析をしながら移植を待っている人が多いです。透析から移植まで平均14年も待つといわれています。

　ちなみにアメリカでは腎移植は年間15,000件行われており、欧米ではメジャーな治療法になっています。

＜腎臓移植を受ける人の条件＞

　移植を希望する人がだれでも移植ができるわけではありません。

　移植の条件はこのようです。

- 末期腎不全である。
- 全身麻酔の手術が受けられる。
- 服薬などの自己管理ができる。
- 超高齢者でない。

　まず、心肺機能が手術に耐えられる状態であることが必須条件です。

　また、腎移植の後に数種類の免疫抑制薬を飲まないといけませんので、薬の管理ができる人でないといけません。

第23章 腎臓移植　259

よって、精神疾患、アルコール依存症、認知症の患者さんはご家族のサポートがないと移植はできません。

＜腎臓移植の方法＞

　腎移植には、脳死や心停止した人から腎臓を提供される「献腎移植」と、親族から腎臓をもらう「生体移植」の二つの方法があります。

　日本では献腎移植が少なく、親族から譲り受ける生体移植が多いです。

献腎移植

　献腎移植を希望する場合は、事前に日本臓器移植ネットワークに登録する必要があります。

　腎臓の提供者が出た場合、登録されている人の中から選択基準に従って候補者が選ばれ、腎臓が移植されます。

生体腎移植

　ドナーは親族に限られます。親族とは、6親等以内

の血族、3親等以内の姻族（配偶者とその血族）です。最近の傾向としては、夫婦間の移植が増えています。

　以前は血液型が合わないと移植はできませんでしたが、現在は手術の前に血漿交換を行ったり、抗体産生能を抑制する治療などを行い、ABO血液型が違っていても腎移植ができるようになりました。

＜腎臓を提供する人の条件＞

　ドナーの条件は上記の条件のほかに、次のような厳しい条件もあります。

- ・自発的に腎臓の提供を申し出ていること。
- ・決して見返りのない善意の提供であること。
- ・手術の安全性・リスクを理解し、術前・中・後の医学的ケアに協力できること。
- ・医学的に心身ともに健康な成人であること。

　　　　　　　　　　　　　　　　　　　などです。

移植手術

　全身麻酔します。提供された腎臓の動脈と静脈をレシピエントの動脈と静脈につなぎ、尿管を膀胱につなぎます。手術時間は5〜7時間です。

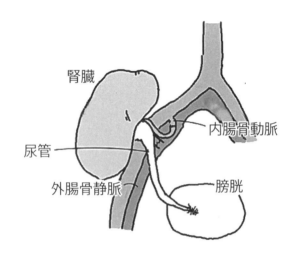

＜移植した後＞

　免疫抑制剤を2、3種類飲みます。毎日飲まないと拒絶反応が起きます。

　移植手術から2ヶ月間ほどは拒絶反応や副作用が起きやすいので入院します。薬を減量して退院します。退院後1ヶ月程度で学校や職場に戻ります。

＜拒絶反応＞

　個人差がありますが、拒絶反応の発生率は約30％です。尿量の減少、発熱、移植腎の痛み、たんぱく尿、クレアチニン上昇などの症状です。

　その場合、免疫抑制剤を増やしたり拒絶反応専用の薬を使います。

　拒絶反応の90％以上は治療により治ります。

＜移植の合併症＞

　移植そのものによる副作用はほとんどありませんが、免疫抑制剤により感染症にかかりやすくなります。

　ウイルスによる肺炎や肝炎は早期に発見すれば治療できます。感染症による死亡はわずか1％です。

　また、高血圧、糖尿病、高脂血症、心臓障害、胃十二指腸潰瘍、肝機能障害、白内障、骨の障害、肥満、多毛、脱毛、にきびなどの合併症もあります。

＜移植の生命予後＞

　移植の手術をした5年後に腎臓が働いているか、つまり「5年生着率」は日本全体で80〜90％です。

　熟練した施設では90％以上です。腎臓移植を受けた人の生命予後は、10年生存率で95％です。

第23章 腎臓移植　　263

「腎臓移植」の質問に答えます

Q 腎移植と透析はどっちがよいのですか？

A いろんな面で腎移植の方が優れています。
とはいっても、ドナーが少なくて実際は移植できず、ほとんどの人が血液透析をせざるを得ない状況です。

Q どのように腎移植が優れているのですか？

A まず血液透析のように週3回も病院に通わなくてよいです。
また、外出や旅行などができ自由に行動ができます。
また、移植の方が合併症や食事の制限なども少ないです。

Q 腎移植と血液透析ではどちらが長生きできますか？

A 国内のある統計では腎移植の5年生存率は95%、透析は60%でした。
移植の方が生命予後がよいです。

Q 腎臓の移植を希望してもその順番を待っている人が多いと聞きます。どれくらい待つのですか？

A 献腎移植を受けるまでの平均待機期間は15年といわれています。
ただし2018年に小児優先ルールができて、20歳未満の場合は3年くらいに短縮されました。

Q 移植したら水分の制限はなくなりますか？

A 移植したといっても腎臓は一つで二つ分の仕事をしますので、脱水にならないように1日1.5〜2リットルの水分を摂るようにしてください。

Q 移植したら何を食べてもよいのですか？

A 基本的には制限はありませんが、免疫抑制剤の関係で生ものをいつから解禁するのか、柑橘類はどうかなどの細かい注意があります。

Q 移植したら温泉に行ってもよいですか？

A レジオネラ感染症に気を付ければOKです。
循環濾過でなく、源泉かけ流しの温泉がお勧めです。

Q 移植したら妊娠してもよいですか？

A 病状が安定していればOKです。
ただし、妊娠出産は腎臓に負担が大きいので、主治医と相談して計画的に準備しましょう。

Q 腎移植にはお金がかかるのですか？

A 腎移植は透析同様に、医療費はそのほとんど公費で支払われます。
しかし実際には公費以外の治療に若干お金がかかります。

Q 提供者を増やす方法はないですか？

A 腎臓バンクがあります。医師だけでなくいろんな団体が国民に働きかけてドナーを募集しています。
また、全腎協などのNPO法人が、全国各地で街頭キャンペーンや臓器移植フォーラムなどの普及啓発活動を行っています。

Q 誰でもドナーになれるのですか？

A ドナーの条件はいろいろです。年齢は20歳以上の成人で、70歳くらいまでです。
もちろん提供する腎臓が正常で、心身とも健康な人です。

Q 親族がドナーになる場合は？

A ドナーは原則として６親等以内の親族か３親等以内の姻族です。
これに加え身体的条件がいくつもあります。
また、自分の腎臓が一つになるわけですから、

第23章 腎臓移植　267

腎移植についてきちんと理解できて、術後も自己管理できる人でないといけません。

Q どんな手術をするのですか？
手術が失敗することはないですか？
手術の後で動けなくなることはないですか？

A 手術は4時間くらい、入院は1週間くらいです。
術後の合併症はほとんどありません。
二つの腎臓が一つになると腎機能は20〜30％落ちます。

Q ドナー手術の後の生活は？

A 普通でよいです。糖尿病にならないとか、血圧をコントロールするとか、ごく当たり前のことを心がけてください。

第5部 腎臓病とどう付き合っていくか

第24章 腎臓病の食事療法
第25章 腎臓病の運動療法
第26章 腎臓病の日常生活

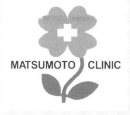

第24章 腎臓病の食事療法

患者と医師の会話

ラーメンは塩分が多い

● 食事について1

患　者　先生は以前「ラーメンを頻繁に食べてはいけない」とおっしゃいましたね?

医　師　はい、高血圧と腎臓病の人にラーメンはお勧めしません。

患　者　どうしてですか?

医　師　ラーメン1杯で1日分の塩分、約6gを摂るからです。

患　者　えー、本当ですか?
　　　　私はラーメンが大好きなのに……。

医　師　それは残念ですね。時々にしてください。
　　　　でも、ラーメンは1例にしか過ぎないです。
　　　　ラーメンに限らず塩分の多い食べ物はたくさんあります。

患　者　そうなんですか……。塩分……ね。

　　　　先生、塩分が多い物はどんな物ですか？

医　師　醤油、ソース、味噌、漬物、佃煮、いろいろ
　　　　です。

患　者　失礼ですが、先生はそういう物は摂ってません
　　　　んか？

医　師　はい、気を付けていますよ。
　　　　私は納豆にも醤油をかけないし、お刺身も醤
　　　　油をつけないで食べます。

患　者　えー、そんなの美味しくない。

医　師　そうでもないですよ。
　　　　食材本来の味を味わえますよ。

患　者　……そんなものでしょうか？

医　師　今日は食事指導しますので、よく聞いてくだ
　　　　さい。

患　者　でも先生、塩分の多い物って多いですね。とっ
　　　　ても覚えきれないです。

医　師　そんなに構えなくてもよいです。
　　　　普段よく食べている物から検討しましょう。

患　者　はい。分かりました。よろしくお願いします。

第24章 腎臓病の食事療法　　273

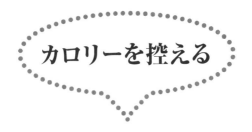

肥満はよくない

● 食事について2

患　者　腎臓病で気を付けるのは塩分だけですか？

医　師　塩分の次に体重ですね。
　　　　太っている人はカロリーを控えないといけません。

患　者　え？　腎臓でカロリー制限ですか？

医　師　はい、肥満は動脈硬化を早めて腎臓を傷めるからです。

患　者　太ってはいけないんですか？
　　　　（自分のお腹をさすって）困ったなー。
　　　　糖尿病になっていなくても、痩せなければならないですか？

医　師　はい、そうです。自覚症状がなくても健診でメタボリック症候群といわれたら、食事と運動で体重を減らしましょう。

患　者　そうなのですか。どれくらい痩せたらいいのですか？

医　師　標準体重に近づけましょう。

患　者　わあー、大変！　がんばらなきゃ。

痩せすぎもよくない

● 食事について 3

医　師　太っているのもよくないですが、痩せすぎも問題があります。

患　者　え、それもいけないのですか？

医　師　痩せればよいというものでもないです。
　　　　高齢者で食欲がない人や、極端に痩せている人は腎臓にもよくないです。
　　　　栄養不良で体力や免疫力が落ちます。

患　者　痩せすぎはダメ……。

医　師　サルコペニアとか、フレイルとかいう言葉を

第24章 腎臓病の食事療法　　275

聞いたことありますか？

患　者　知ってます。骨折したり、寝たきりになるのですよね。

医　師　栄養は適度に摂って、体重は普通にあった方がよいです。

腎臓病といわれて急に極端にたんぱく質を減らす人が多いので、この点も注意してほしいと思います。

腎臓病の食事療法とは

　腎臓病を予防するため、また腎臓病の進行を緩やかにするために、腎臓に優しい食事療法をしましょう。

　第5章で慢性腎臓病には重症度分類があり、G1からG5までの5段階のステージがあると述べました。

　ステージに応じて食事を適正に摂りましょう。

ステージ	食塩 (g/日)	エネルギー (kcal/kg/日)	たんぱく質 (g/kg/日)	カリウム (mg/kg/日)
G1			過剰摂取しない	制限なし
G2			過剰摂取しない	制限なし
G3a	3〜6	25〜35	0.8〜1.0	制限なし
G3b			0.6〜0.8	≦2000
G4			0.6〜0.8	≦1500
G5			0.6〜0.8	≦1500

＜腎臓病の食事療法の基本＞

- ・血圧を上げないために、全てのステージで塩分を控える
- ・糖尿病と肥満の人はカロリーを控える
- ・高齢者と痩せている人はカロリーを摂る
- ・ステージG3bから、たんぱく質を制限する
- ・カリウム値やリン値が高い人は制限する

厳しい塩分制限

塩分を摂り過ぎると、体液量が増えて血圧が上昇します。

血圧が上昇すると腎臓の濾過機能が落ちて慢性腎臓病になり、のちに腎不全になります。

血圧をいつも適正に管理しましょう。

75歳以上の人は血圧140/90mmHg以下に下げるのが普通ですが、腎臓病ではさらに10mmHg低く、130/80mmHg以下を目標に治療しましょう。

＜美味しい物は塩分が多い＞

パパの好きなラーメン

塩分5〜8g

ママが好きなパスタ

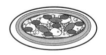

塩分3〜4g

おじいちゃんが好きなカツ丼

塩分4〜5g

子どもが好きなハンバーガー

塩分2〜3g

＜１日分の塩分摂取量＞

日本人の塩分摂取量は１日平均10g以上といわれています。

日本人は欧米人に比べると塩分を摂り過ぎています。世界保健機関（WHO）が推奨する塩分摂取量は１日6g未満です。

これはとても少ない量です。普通に摂っている食事では、漬物も佃煮も煮物も味噌汁も塩分が多いので、ほとんどの人がオーバーしていると思います。

＜塩分が多い物＞

どんな食品に塩分が多く含まれているのでしょうか。まず、塩、醤油、味噌、ソース、ケチャップなど調味料はすべて塩の塊です。

ラーメンに限らず蕎麦もうどんも麺類は全般的に塩分が多いです。

カレーライスは辛いだけじゃなく１食に４gの塩分が入っています。

寿司は醤油をつけなくても３gくらいの塩分がごはんの中に入っています。加工食品には見えない塩分が入っています。

第24章 腎臓病の食事療法　279

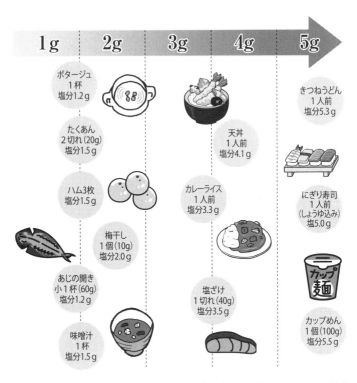

(出典:日本高血圧学会「さあ、減塩!減塩委員会から一般のみなさんへ」「減塩のコツと塩分の多い食品・料理」より作成)

<塩分を減らす工夫>

それでは、どうしたら塩分を減らせられるでしょうか。

- 外食やコンビニ弁当を控える
- できるだけ家で食べる
- 薄味で料理する。塩や醤油のかわりに、ポン酢やレモン汁などを代用してはいかがでしょうか。

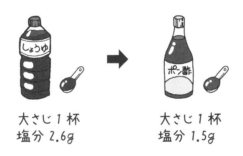

大さじ1杯　　　　　大さじ1杯
塩分 2.6g　　　　　塩分 1.5g

- メニューは和食より洋食にする

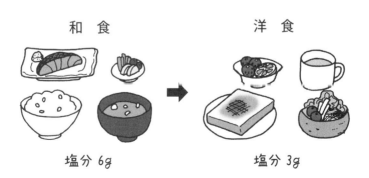

和食　　　　　　　洋食
塩分 6g　　　　　塩分 3g

第24章 腎臓病の食事療法

- 買い物の段階で塩分の多い物を控えましょう。売り場で食品表示をよく見て何グラムの塩分が入っているかチェックしましょう。

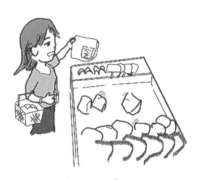

ラベルをよく見ましょう

カロリーは人によって違う

カロリーを制限する場合

糖尿病が人工透析の一番の原因です。最近、糖尿の人が増えました。その中でもコントロールの悪い人が糖尿病性腎症になります。

カロリーを摂り過ぎると糖尿病が悪くなります。まずカロリーを控えましょう。

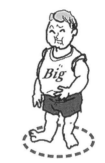

ダイエットしてほしい人

炭水化物は糖質が多く血糖値を上げやすいです。必要最低限で摂りましょう。

同じ穀類でも白米より玄米や雑穀が血糖値をゆっくり上げるのでお勧めです。

イモやカボチャなどの根菜はカロリーが高いので炭水化物の扱いです。ご飯と同じと考え摂り過ぎに注意してください。海藻やきのこは低カロリーですのでお勧めです。

また、多量の飲酒や間食をやめましょう。1日の総カロリーを考えて、バランスよく1日3食摂りましょう。

自分の適切なカロリーはどれくらいか、何をどれくらい摂るか、適正なカロリーについては、医師や栄養士に聞いて正しく指導を受けてください。

＜急にダイエットしない＞

　しかし、カロリー制限にもやり方があります。極端にカロリーを減らすと、エネルギー源を筋肉から摂ることになり、血液中にたんぱくの老廃物が増えて腎臓に負担をかけることがあります。

　ダイエットは計画的に緩徐に行なってください。

カロリーを摂る場合

　高齢者や痩せている人、食欲のない人は積極的にカロリーを摂ってください。適切なカロリーを摂取し標準体重まで体重を増やしましょう。

　しかし、胃袋が小さい人は、無理に食事の量を増やすことはできないので、同じ食材でも油を使ってカロリーをアップしましょう。

食べて太ってほしい人

例えばこんな風に。

カロリーを上げる調理の例

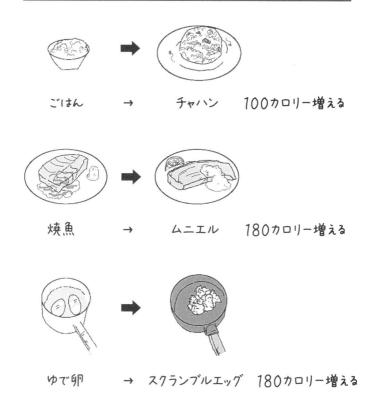

ごはん　→　チャハン　　100カロリー増える

焼魚　→　ムニエル　　180カロリー増える

ゆで卵　→　スクランブルエッグ　180カロリー増える

たんぱく質

　脂質や糖質は体で使われた後に息や汗になって体から排泄されますが、たんぱく質だけは老廃物になり腎臓を経由して排泄されます。

　たんぱく質を摂り過ぎると体内に老廃物が蓄積します。腎機能が低下するとその老廃物が排除されず体の中に残ってしまいます。

＜ステージG２以下はたんぱく質を摂る＞

　たんぱく質は筋肉や血管を作る栄養源です。特に必須アミノ酸は体に必要なものです。

　腎臓病が軽い場合は健康のためにたんぱく質をしっかり摂りましょう。

＜ステージG3以上でたんぱく制限が始まる＞

　ステージG3は腎機能GFRが60未満に落ちた状態で慢性腎臓病の始まりです。

　G3aの軽い腎臓病とG3bの中くらいの腎臓病で治療法が違います。

　G3aの人のたんぱく質の摂取量は体重１kgあたり0.8〜1.0gです。例えば、体重50kgの人は１日0.8g

× 50kg = 42g のたんぱく質が摂れます。

G3b以上では0.6 〜 0.8g とたんぱく制限が厳しくなります。どんな食品にたんぱくが多いか考えながら食事します。これはやってみると結構難しいです。

難しい計算ができない場合は、とりあえず肉や魚などを3分の2くらいに減らしてください。

＜たんぱく質の多い食品＞

たんぱく質が多い物は肉だけでなく、魚も乳製品も高たんぱく質です。

あまりにも品数が多いのでここで書ききれないので、個々の食品のたんぱく含有量については教科書やネットで検索してください。

意外なことに、主食となるご飯などにもたんぱく質が多く含まれます。

- ごはん1杯　＝たんぱく質4.5g
- パン1枚　　＝たんぱく質5.6g
- 蕎麦1束　　＝たんぱく質9.6g

よって主食をたくさん食べると、たんはく質をたくさん摂ることになります。

第24章 腎臓病の食事療法　287

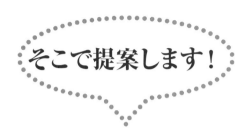

主食をたんぱく質が少ない物に変える方法があります。

普通のごはんやパンを極端にたんぱく質を減らした「低たんぱく米」や「低たんぱくパン」に変えてはどうでしょうか。

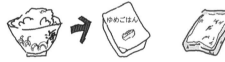 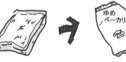

たんぱく質4.5g → 0.13g　　たんぱく質5.6g → 0.5g

たんぱく質がほとんど入っていないので、肉や魚などおかずをある程度摂れるようになります。

スーパーではあまり売っていないので、ネットで手に入れてください。

ただし痩せている人はたんぱくを制限しない

　高齢者や小食で痩せている人がおかずの肉や魚を減らすと、筋肉が減りサルコペニアになります。

　腎臓が悪いといっても、人によってはたんぱく質制限をしない場合があります。

　普通にたんぱく質を摂ってもさらに痩せるようであれば、油や甘い物を摂り、カロリーもたくさん摂りましょう。

コレステロール制限

　コレステロールも腎臓によくないです。脂質異常症の人はコレステロール値をあげない食事をしましょう。

　肉より魚を摂り、野菜を多く摂り、飲酒を控え、間食をやめ、夜遅く食事を摂らないようにしましょう。

プリン体を避ける

　高尿酸血症の人、痛風の発作を起こした人はプリン体の多い物を摂らないようにしましょう。

第24章 腎臓病の食事療法　　289

アルコールはビールに限らず飲酒を控えましょう。尿酸の多い食物はこのようなものです。

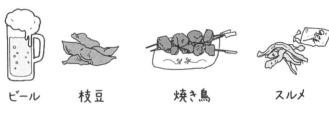

ビール　　枝豆　　　焼き鳥　　　スルメ
その他：鰹、鰯、蝦、白子、あんこう　など

その他

腎機能が低下するとカリウムやリンが排泄されず体に溜まります。

腎臓病が進行し血液検査でカリウムやリンの数値が異常に上がったらそれぞれの摂取を控えましょう。制限する時期がきたら医師から指示されます。

腎臓病と聞いただけで誤解してカリウムを全然摂らない人がいますが、それは誤解です。血液検査で上昇してからカリウム制限が始まります。

透析になると水分の制限が加わります。透析になったら医師からどれくらい飲んだらよいか個別指導がありますので、それに従ってください。

＜栄養指導を受けましょう＞

腎臓病の難しい本を読んでも漠然として分かりづらいです。具体的に何を作って食べたらいいか分からないことが多いです。

かかりつけの医師や栄養士さんに個人的に指導してもらうのが一番よいでしょう。

また、病院の売店でも町の本屋さんにも「腎臓病食品交換表」という本が売っています。これを見ると参考になります。

糖尿病の人は、腎臓病にならないうちは「糖尿病食事療法のための食品交換表」を見て食事療法をがんばり、糖尿病性腎症と診断されたら「糖尿病性腎症の食品交換表」を参考にしてください。

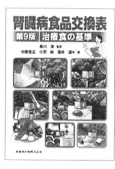

黒川清監修／中尾俊之・小沢尚・酒井謙編（医歯薬出版　1,650円［税込］）

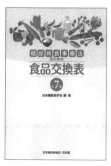
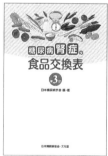

日本糖尿病学会編（日本糖尿病協会・文光堂／〈左〉990円〈右〉1,650円［各税込］）

第24章 腎臓病の食事療法

「腎臓病の食事療法」の質問に答えます

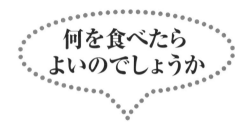
何を食べたらよいのでしょうか

＜絶対、塩分を控える＞

Q 腎臓のために塩分を控えろ、とよくいわれますが、自分は血圧の薬をまじめに飲んでいて血圧も落ち着いているので、何を食べてもよいのではないですか？

A 残念ながらそうとはいえません。薬で血圧が下がっていても腎臓のためにも常に塩分を控えてください。料理は薄味に、漬物、佃煮、加工食品を控える。調味料を使い過ぎないなど配慮してください。1日6g未満を目標にしてください。

Q 塩分を1日6g未満に抑えるなんて私には無理です。お尋ねしますが、先生のクリニックに

通っている患者さんで、そんなに少ない塩分で
我慢している人がいるのですか？

A　はい、たくさんいらっしゃいます。皆さんがん
ばってますよ。

＜肥満の人はどうする＞

Q　私はメタボといわれてカロリーを制限されて、
あれもこれもダメといわれ嫌になります。正直
いって、腹いっぱい食べれないのでイライラし
ます。

A　肥満の方は体重を落としただけで、血糖値がぐ
んと下がり糖尿病を予防できます。
生活習慣を変えるだけで将来大きな病気になら
ずにすみますので、今が我慢のしどきです。
我慢しないで毎日できるダイエットを考えてく
ださい。

Q　でも、うまくいかない場合はどうしたらよいと
先生はお考えですか？

第24章 腎臓病の食事療法　293

A ケースバイケースです。難しく考えないで、とりあえず飲酒を控え、間食をやめましょう。
夜遅く食事を摂ないようにしましょう。
100％は無理としても、ちょっと生活を変えただけでも2〜3kgは痩せます。

＜たんぱく質制限はケースバイケース＞

Q 腎臓病の人はたんぱく質を摂ってはいけないのですか？

A 誰でも摂ってはいけない、というわけではありません。腎臓病の初期の人はたんぱく質を適度に摂ります。
慢性腎臓病ステージ3からたんぱく質の制限が始まります。具体的な内容については医師から指導があると思います。
一方、高齢者や痩ている人は筋肉が落ちないようにたんぱく質は十分に摂らないといけません。食事の摂り方はケースバイケースです。

Q お肉は普通に食べてもよいのですか？

A　腎臓病が軽いときはたんぱく質を十分に摂るため赤身の脂肪の少ない部分の肉を摂りましょう。腎臓病が進行したらその逆で、カロリーを上げてたんぱく質を減らすために脂肪の多い肉に変えてください。

Q　肉より魚が体によいといわれています。魚はいくら摂ってもよいですか？

A　魚は動脈硬化を予防する成分が豊富ですので多いに摂ってほしいですが腎機能が低下したら1日量が制限されます。
魚には赤身の魚と白身の魚がありますが、ステージによりお勧めする魚の種類が違い、摂る量も違います。テキストを見て分らなければ栄養士さんに聞いてください。

Q　卵もたんぱく質が多いから摂ってはいけないのですか？

A　卵は良質のたんぱく質で、必須アミノ酸が豊富です。カリウムもそんなに多くないです。度を

越さなければＯＫです。

Q 豆腐はどうですか？

A 高たんぱく質でコレステロールも下げ健康人には理想的な食材ですが、腎臓病ステージ３b以上ではかなり制限があります。

Q たんぱく制限って、本を読んでもさっぱり分かりません。私には無理です。

A そうですね。本当に難しいと思います。実は指導する方も難しいです。大雑把にいえば、腎機能が悪化して医師からたんぱく制限の指示が出たら、肉や魚は２割ほど減らしましょう。
さらに腎臓病が進んだら５割ほど減らします。低たんぱく米や低たんぱくパンを利用すると楽ですのでお勧めします。

＜カリウム制限の誤解＞

Q 腎臓病になったら野菜を湯でこぼししないといけないんですか？

296　第５部 腎臓病とどう付き合っていくか

A それは腎機能が相当悪くなってからです。血液
検査でカリウム値が高くなってからです。カリ
ウムは体に必要な栄養素です。
カリウムが豊富な食物はナトリウムを減らして
血圧を下げてくれます。
医師からカリウムを制限されていない人は普通
に生野菜も果物も摂ってよいです。

Q リンゴはカリウムが多いと聞きます。リンゴを
食べてもよいですか？

A リンゴはビタミンが豊富で繊維も豊富です。
血液検査で異常がなければ普通に生で食べてよ
いです。バナナも同様です。

＜おやつの選び方＞

Q 尿毒症になってほんとうに体調が悪いです。食欲
がなくなりました。あまり食べないので、医師か
ら「もっとカロリーを摂るよう」にいわれました。

A １日３食摂っていても栄養が十分でなければ
「おやつ」を摂ってください。甘い物を摂るこ

とをお勧めします。

しかし、卵や乳製品が多い洋菓子はカリウムと
リンが多いです。

スナック菓子は塩分が多いですのでお勧めしま
せん。

Q 透析になったので、以前はダメといわれていた
のに、甘い物を摂るようにいわれました。
どんな物を摂ったらよいですか?

A 和菓子が無難だと思いますが、材料に芋や栗、
きなこ、あんこなどが入っていると、カリウム
とリンを多く摂ることになるので気を付けま
しょう。

あんこでも「こしあん」は「つぶあん」よりカ
リウムが少ないのでお勧めです。

カリウムやリンが少ない物として、飴、羊羹、
わらび餅、ういろう、などがあります。

第25章

腎臓病の運動療法

患者と医師の会話

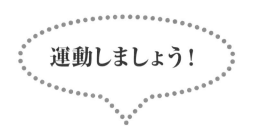

安静にする必要はないです

●診察室で

患　者　先生、腎臓が悪いと安静にしていないといけないですよね。

医　師　いいえ。長い間、慢性腎臓病の人はそういわれてきましたが今は違いますよ。

患　者　え？　寝てなくてもよいのですか？

医　師　はい。動いた方が腎臓のためによいです。

患　者　はあ。どうしてですか？

医　師　以前は運動すると尿のたんぱくが増えるといわれて、安静にするようにいわれていましたが、最近では、適度な運動が腎臓病の進行を防ぐといわれて運動を勧めています。

患　者　逆じゃないですか？
　　　　どうしてそんなに変わったのですか？

医　師　ある大学の研究がこれまでの常識を覆しま

した。

患　者　というと？

医　師　運動をした方が腎臓病の予防と進行の抑制に
　　　　役立つことを証明しました。
　　　　ですから、腎臓病でも病状が安定していれば
　　　　おおいに運動してよいです。

患　者　そうなのですか。この前健診の結果を見てい
　　　　ただいた時、先生から私は「慢性腎臓病」の
　　　　始まりだ、といわれてショックを受けました。
　　　　もうどこも行けないのかとがっかりしたんで
　　　　す。

医　師　それは失礼しました。説明が足りなかったよ
　　　　うですね。

患　者　先生、私はスポーツが大好きです。
　　　　若い頃から外に出て体を動かすのが性にあっ
　　　　ているようです。
　　　　これからも普通にゴルフやジョギングをして
　　　　もいいですか？

医　師　もちろんです。どんどんしくください。

患　者　よかった。

医　師　がんばってください。

第25章 腎臓病の運動療法　　301

腎臓病の運動療法とは

　以前は腎臓病と診断されると安静が常識でしたが、最近は運動した方が腎臓の機能が落ちないことが分かり、適度な運動が推奨されています。

　運動すると全身の血流がよくなります。腎臓そのものによいばかりでなく、慢性腎臓病の危険因子である高血圧や糖尿病、脂質異常症も改善します。

　運動すると体重が減り、内臓脂肪が減り、メタボリック症候群にも効果があります。また腎臓病の多くの人が高齢者です。加齢により筋肉量が減ります。腎臓が悪いといわれて安静にすると、手足が弱って動けなくなります。運動で筋肉を鍛え、寝たきりにならないようにしましょう。

＜運動してはいけない場合＞

　運動が腎臓によいとはいっても、病状により制限される場合もあります。例えば、以下のような場合は運動は控えましょう。

- ・血圧が180mmHg以上
- ・空腹血糖が250mg/dl以上
- ・急性の腎臓病

- ネフローゼ症候群
- その他　病状が不安定なとき

＜ステージ別＞

運動をどの程度やってよいかは慢性腎臓病のステージによっても違います。ステージがG3病期まではおおいに運動してください。

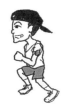
ステージG1.2
運動制限なし

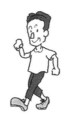
ステージG3
定期的に運動

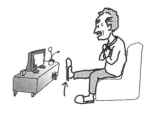
ステージG4.5
運動制限あり

有酸素運動

体に十分酸素を取り入れる有酸素運動をしましょう。ウォーキング、ジョギング、サイクリングのような有酸素運動がお勧めです。運動の種類は、自分にあったもの、楽しいもの、長く続けられるものを選びましょう。

ただし、運動がよいといっても今まで運動習慣がなかった人が急に始めると体調をくずすかもしれないの

で、まずウォーキングなどの軽い運動から始めましょう。ウォーキングの目安はこの程度です。

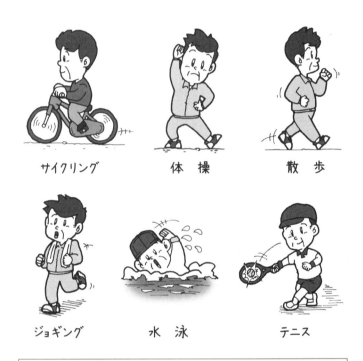

運動時間	：	15～30分
運動の強さ	：	少し汗ばむ程度
運動の頻度	：	週に2～3日以上

　散歩が苦手なら、ジムに行ってマシーンや水泳をするのもお勧めです。運動は毎日しなくても週に2～3回でよいでしょう。

筋肉トレーニング

　家の中では、スクワットや腹筋などの筋トレをしましょう。

<スクワット>

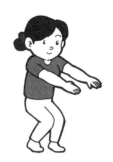

　足を肩幅に「ハ」の字に開き背筋を伸ばして両手を前に伸ばします。

　ゆっくり腰を落とします。ちょっと姿勢を保ちましょう。

<腹筋>

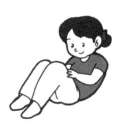

　仰向けに寝て、軽く膝を曲げ、両手は太ももの上に置きます。

　おへそを見るようにゆっくりと体を起こします。

動く習慣を身に着ける

　運動が体によいと分かっていても、年を取ると外出がおっくうになりますね。ましては腎臓病だといわれると運動の意欲がなくなります。

　無理せず普段の生活の中でまめに運動することを考えましょう。例えばこのようなことをお勧めします。

＜家で過ごすことが多い人は＞

　　朝　　・早起きして掃除する

　　　　　・庭の手入れをする

　　　　　・ラジオ体操をする

　　　　　・犬の散歩をする

　　昼　　・おしゃれして出かける気分にする

　　　　　・景色のよいところを散歩する

　　　　　・買物を、こまめに頻繁にする

　　　　　・買物は、わざと遠くの店まで行く

＜通勤している人は＞

　　朝　　・エレベーターやエスカレーターは使わず
　　　　　　階段を使用する

　　　　　・バス停や駅を1つ手前で降りて歩く

　　　　　・テレビの時間を短くする

　夜　　　・お風呂掃除や家事を手伝う

　自分のライフスタイルをこの機会に見直し、しっか
り動いて腎臓の病気の悪化を防ぎましょう。

　運動は腎臓によいだけでなく、骨粗鬆の予防、認知
症の予防、気分転換にもなり心にもよいです。

「腎臓病の運動療法」の質問に答えます

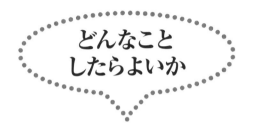

どんなこと
したらよいか

Q 運動したら腎臓を刺激して腎臓病を悪くしませんか？

A いいえ、基本的に運動は腎臓によいです。
病状が安定していれば定期的に適度な運動をしてください。

Q 運動すれば腎臓病が治りますか？

A 治るとまではいえませんが、病気の進行を緩やかにしてくれます。

Q もし、尿にたんぱくが出ていても運動してよいのですか？

A たんぱく尿もいろんな程度があります。
その原因もいろいろです。
まずは精密検査をし、病状により主治医の指示を仰いで適切に運動してください。

Q それでは、運動をするとしたら何がお勧めですか？

A ウォーキング、ジョギング、水泳など全身を使う有酸素運動がお勧めです。

Q 有酸素運動ってなんですか？

A 体のなかでは、体脂肪を分解してエネルギーにするのに大量の酸素が必要です。
その酸素を取り入れて運動することを有酸素運動といいます。

Q 急に運動、といわれても、……気がすすまないです。

A 運動が苦手であれば、とりあえずご近所を歩いてはいかがですか。

Q わたしは年をとったからあまり外に出たくないです。
膝も悪いし……、腰も痛いし……。
すぐ疲れるし……。

A 何もしないと筋力が落ちますので、家の中でよく動いたらどうでしょうか。
掃除、洗濯、庭仕事など家事を手伝えば自分の健康によいし、家族にも喜ばれるでしょう。

Q 人から話を聞いたり本を読んだりして、運動がよいと分かっても、具体的に何をしたらよいか見当がつきません。

A 一人ひとり病状が違います。
年齢も違いますし、高血圧や糖尿病などの基礎疾患を持っているかどうかも関係しますので、かかりつけの医師に相談してください。

310　　第5部 腎臓病とどう付き合っていくか

Q 先生は初心者に何をお勧めしますか？

A 週に３回、１日おきでもよいですから歩くことから始めましょう。
１回につき15〜30分でよいです。
徐々にペースを上げましょう。

Q 私は家でスクワットを100回やってます。
無理に外に出なくてもよいでしょうか？

A 100回ですか？　膝は大丈夫？
スクワットは筋肉を鍛えるのにはよいと思います。
でも、できれば外出して散歩などの有酸素運動もしてください。

Q 私は毎日心がけて家の階段を上り下りしています。

A それもよいことですね。
安全ですし、雨の日でもできますね。

第26章

腎臓病の日常生活

患者と医師の会話

条件付きでOKです

● 診察室で

患　者　先生、アルコールは腎臓病によくないですか？

医　師　え？　といいますと？

患　者　いやね、自分が慢性腎臓病といわれたので飲めないのかな……、と気になって。

医　師　心配なのですね。アルコールは肝臓にはよくないですが、腎臓を傷めるということはないようですよ。

患　者　よかった！　飲んでもいいのですね。
　　　　昔から「酒は百薬の長」というくらいですからね。(ニコニコ)

医　師　ただし、特別な病気がなければという条件つきです。

患　者　と、いうと？

医　師　まず、肝臓病はいうまでもないです。
　　　　飲酒は絶対ダメです。他にも、肥満や糖尿病
　　　　があれば飲まない方がよいですね。

患　者　どうしてですか？

医　師　アルコールは高カロリーなので太るし、血糖
　　　　も上がります。

患　者　じゃあ私は太っていないし糖尿じゃないから
　　　　大丈夫です。

医　師　そうですね。アルコールは血管を拡張し、血
　　　　のめぐりがよくなりますので、度を越さなけ
　　　　れば飲んでもよいと思います。

患　者　ところで、ちょっとお聞きしますが、私の知
　　　　り合いに透析している人がいます。
　　　　透析になったら、さすがに飲めないでしょう。

医　師　その方にお会いしたことがないので何ともい
　　　　えませんが、バランスのよい食事を摂ってい
　　　　て水分制限を守っていれば、ある程度は飲酒
　　　　ができるはずです。

患　者　えー、それは意外です。

医　師　もっとも病状を知っている主治医によく相談
　　　　した上ですけど。

患　者　そうですか。ケースバイケースですね。

第26章 腎臓病の日常生活　　315

腎臓病の日常生活とは

　腎臓病の予防のためにも、すでに腎臓病になった場合でも、病状を悪化させないために、いろいろな面で日常生活が大切です。

　最終章では、飲酒、喫煙、入浴、睡眠など日常生活の細かいことについて、患者さんからよく質問されることなどをまとめました。

飲酒について

　腎臓病の人は基本的には飲酒は禁止されていません。適量であれば飲酒できます。しかし、以下のような場合は注意が必要です。

＜飲んではいけない場合＞

　まず、肝臓病や膵臓病があれば飲酒は絶対だめです。高血圧症の人についても、アルコールは一時的に血圧を下げますが、長期間の飲酒は逆に血圧を上げます。

　降圧剤を年種類も処方されて血圧のコントロールが悪い人には飲酒は勧められません。

また、アルコールは高カロリーですので、糖尿病や肥満の人は摂ってはいけません。

　飲酒すると血糖値が上がりますので、特に糖尿病のコントロールが悪い人は控えましょう。

＜尿酸値が高い人＞

　血液中の尿酸値が高いと痛風になることが多いです。高尿酸血症の人は、プリン体の多いビールは禁止です。ビールに限らずアルコールは全般的に控えた方がよいです。

　痛風は足が腫れて痛い病気ですが、無症状でも血液中の尿酸値が高いと腎臓を悪くしますので節酒しましょう。

＜酒のつまみを考える＞

　アルコールそのものがカロリーが高いですが、「何をいっしょにつまむか」も大切です。おつまみといえば、枝豆、焼鳥、スルメなどが多いです。

　これらはビールと一緒に摂ると美味いですが、いずれも高カロリーで塩分が多いので腎臓によくないです。豆腐や海藻やサラダのような繊維が多く低カロリーの野菜をおつまみにしましょう。

第26章 腎臓病の日常生活　317

禁煙する

タバコに含まれるニコチンは血管を収縮させ血圧を上げます。第1章に述べたように、腎臓の糸球体は毛細血管の塊のようなものです。

喫煙は糸球体を傷めます。

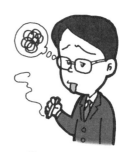
禁煙しましょう

煙草を1日20本以上吸う人は、吸わない人に比べて腎不全になる確率が2〜8倍も高いといわれています。タバコは発癌性があるばかりでなく、善玉コレステロールを減らして動脈硬化を促進します。心臓病になりやすいです。

健康人でもよくないのに腎臓病の人によいということは考えられません。

たばこを吸っている人はすぐやめましょう。

入浴について

入浴は全身の血管を拡張しますので、腎臓にも血液がたくさん回って腎臓の働きをよくします。

39～41度くらいの温度で長湯にならないように入浴しましょう。

また、高血圧の人は血圧が急に上がらないように脱衣所や浴室が寒くないように気を付けましょう。

＜透析の人の場合＞

血液透析や腹膜透析をしている人は感染に気を付けましょう。

血液透析のシャント部と腹膜透析のカテーテル出口部は感染しやすいですので入浴の際は十分ご注意ください。

血液透析を行った当日は入浴は禁止です。銭湯や温泉などの共同の湯舟での入浴は勧められません。

十分な睡眠

睡眠は大切です。寝ると体の疲れが取れるだけでなく、横になると腎臓に血液がいきわたり腎臓の働きを

第26章 腎臓病の日常生活　319

助けます。

　最近ある研究では睡眠時間が5時間以内の短時間睡眠の人は透析になるリスクが2倍になるそうです。

　といって睡眠が長すぎるのもよくないようです。その研究で8時間以上だと逆効果だそうですので、睡眠時間は7時間くらいがよいようです。

　質のよい睡眠を取るためには、

- 昼間適度な運動をしましょう。
- 夕方からお茶やコーヒーを控えましょう。
- 夜は刺激の強いテレビやゲームをしないようにしましょう。
- ストレス、悩み事をかかえないようにしましょう。

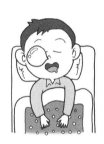

よく眠りましょう

体重を測る

　毎日体重を測りましょう。朝起きてすぐ、ないし入浴前などの同じ時間帯で裸ないし薄着で測りましょう。

　肥満や糖尿病の人は、食べ過ぎや運動不足で簡単に

体重が増えます。この場合は脂肪です。太らないように注意しましょう。

一方、透析の人の場合は尿がうまく排泄できないと体に水分が残って苦しくなります。

毎日体重を測って厳格にコントロールしましょう。

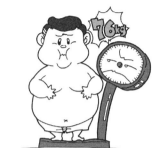

脂肪か？　水か？

血圧を測る

高血圧の人はできれば1日2回血圧を測りましょう。

血圧は1日のうちでも変動が大きく、食後は上がり、入浴後や飲酒後は下がります。

朝起きた時と夜寝る前に落ち着いて測定することをお勧めします。

75歳未満の人は病院で130/80mmHg未満、家庭で125/75mmHg未満に保ちましょう。厳しいですよ。

75歳以上ではそれより10mmHg高くてもよいといわれていますが、糖尿病や腎臓病があれば75歳未満の人と同じ血圧を保った方がよいです。

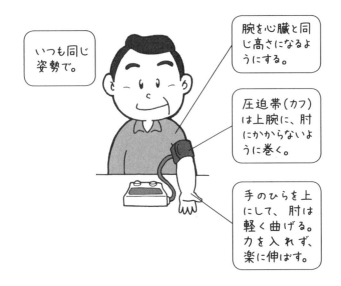

薬について

　腎臓病の人は薬をたくさん飲まないこと。市販の薬はいうまでもありませんが、病院でもらった薬も飲み過ぎないようにしましょう。腎臓病といわれたら注意する薬がたくさんあります。

　例えば、NSAIDsと呼ばれる非ステロイド系の消炎鎮痛剤は腎臓によくないです。また、抗菌剤の一部や、胃腸薬でマグネシウムやアルミニウムが含まれるものは注意が必要です。

　さらに、最近では心臓病の治療などで処方されている

抗凝固剤で腎臓が悪いと使えないものがあります。主治医とよく相談して処方してもらいましょう。漢方やサプリについても注意が必要です。原則として薬を飲む場合は、必要最低限にして、短期間にとどめましょう。

感染症に注意

　風邪をひかないようにしましょう。特に子供さんは腎臓病にならないために風邪をひかないように注意してください。ウイルスや細菌の感染から腎臓病になることが少なくないです。

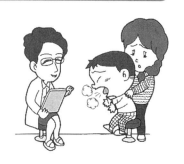

　ご家族は子供さんに食事や睡眠などの基本的生活習慣を守らせ、手洗いをさせ、衣服の着脱で寒暖差をコントロールしてあげてください。またすでに腎臓病になり免疫抑制剤などで治療している人は感染症に弱くなっています。普通の風邪もよくないですが、最近流行している新型コロナウイルスに罹患すると重症化するリスクが高いです。外出を控える、ワクチンを接種する、など感染症対策をしっかりしてください。

ストレスを避ける

ストレスが腎臓を直接傷めるという客観的なデータはないです。しかし、ストレスは交感神経を介して血圧や血糖を上げ糖尿病や高血圧症を悪化します。

心臓を傷めることはよく知られています。よって腎臓に対しても、ストレスは基礎疾患や合併症を介して間接的に影響をおよぼす可能性が高いです。

日常生活でストレスを溜めないようにしましょう。

＜自律神経を安定させる＞

健康のために自律神経を安定させましょう。仕事はほどほどにして余裕のある生活をし、夜はゆっくり入浴し、早めに布団に入って寝てください。

＜疲れを溜めない＞

リラックスする方法を考えましょう。スポーツや音楽、読書など、好きなことに打ち込めば腎臓にもよいはずです。

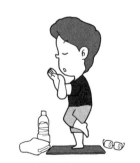

心を落ち着かせましょう

「腎臓病の日常生活」の質問に答えます

普段の生活を見直しましょう

＜慢性腎臓病について＞

Q 慢性腎臓病といわれました。腎臓病を治す方法はないですか？

A 一度なった慢性腎臓病を元から治すことはできないです。
腎臓病を進行させないようにしましょう。
糖尿病や高血圧などがもとにあれば、それぞれの病気を真剣に治療してください。

Q 「腎臓病に効く」とか「クレアチニンを下げる」といわれるお茶やサプリの広告を目にします。
何を取り寄せたらよいでしょうか？

A 残念ながら、これを飲んだらたちどころに腎臓病が治るといったものはないです。
宣伝に惑わされずに地道に食事療法と運動療法をがんばってください。

＜糖尿病の人は＞

Q 私は糖尿病です。病院で診察の度に血糖コントロールが悪いと失明するとか透析になるとか脅かされています。本当ですか？

A 脅かしではないです。長年血糖値が高いと網膜症や腎症になり余病に苦しみます。
将来合併症を起こさないために、地道に血糖をコントロールしてください。

Q それでは、血糖はいくつに下げたらよいのですか？

A 血糖値は１日のうちでも変動が大きいので、１〜２ヶ月間のコントロールを見るHbA1cを病院で測定し、常に７％未満に保つよう努力してください。

＜高血圧の人は＞

Q 私は血圧の薬を飲んでいます。ドクターから「晩酌はほどほどに」、といわれています。アルコールは疲れが取れるし、よく眠れるし、やめれないです。

A 飲酒は度を越さなければ腎臓に悪くないです。ただし、降圧剤を飲んでいる方は要注意です。飲酒して降圧剤を飲むと、急に血圧が下がり危険です。

また、アルコールは一過性に血圧を下げますが、翌日リバウンドして早朝高血圧になります。そのような点を注意できれば飲んでもよいと思います。

Q 血圧の薬を飲みたくないのに出されています。脳卒中にはなりたくないのでやむを得ず飲んでいましたが、最近「腎臓のため」といわれてさらに増やされました。どれくらい下げるのですか？

A 慢性腎臓病の人は、診察室で130/80mmHg未満、家庭血圧であれば、125/75mmHg未満で

第26章 腎臓病の日常生活　327

す。これを目安にしてください。

＜尿酸値が高い＞

Q 検診で高尿酸血症といわれました。
どこも痛くないのですが、どうしても薬を飲ま
ないといけないですか？

A 尿酸は腎臓を傷めますので、食事などを気を付
けても尿酸の値が8mg/dl未満に下がらなけれ
ば薬を飲んだ方がよいでしょう。
6mg/dl未満を目標に治療します。

＜脂質代謝異常＞

Q コレステロールが高いと心臓病になるとは聞い
てますが、腎臓にもよくないのですか？

A はい、脂質代謝異常症は腎臓病の原因になりま
す。また腎臓の悪い人に心臓病が多いです。
悪玉コレステロールは120mg/dl以下、心臓の発
作があった人は100mg/dl以下に抑えましょう。

328　　第5部 腎臓病とどう付き合っていくか

＜鎮痛剤について＞

Q 腎臓が悪いとロキソニンは飲んではいけないですか？

A ロキソニンを含めてNSAIDsと呼ばれる非ステロイド系の消炎鎮痛剤は原則として腎臓病の人には使えません。

Q それでは、頭が痛かったり、熱が出たら我慢するのですか？

A その場合にはカロナールというアセトアミノフェンを代用としてお勧めします。といっても鎮痛剤は長く飲まないでください。

＜疲れを溜めない＞

Q ストレスと腎臓は関係ないですよね。

A ストレスは万病のもとです。ストレスを溜めないようにしましょう。仕事はほどほどにして余裕のある生活をしましょう。
夜はゆっくり入浴し、早めに布団に入って寝て

第26章 腎臓病の日常生活　329

ください。

Q 疲れを取るのに皆さんどんなことをしてますか？

A 男性では散歩、畑、ゴルフの人が多いですね。女性ではガーデニング、旅行、ヨガなどでしょうか。

楽しいことをすれば元気が出ます。体も気持ちも腎臓にもよいです。

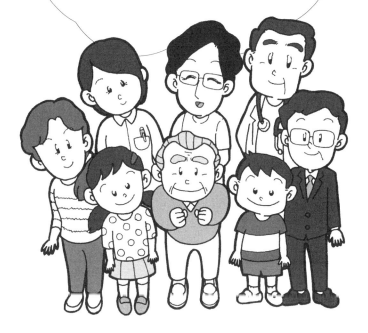

あとがき

　4年前から考案していました腎臓病の本をやっと書き終えました。

　今クリニックで診察している患者さまに、腎臓病の末期の状態を知ってもらえればよいと考えて透析だけを書こうと思って始めましたが、終わってみると腎臓の解剖から始まり日常生活におよぶ総括的な腎臓の本になりました。いろんな病気を盛り込んでしまいましたので、自分とは関係ないところもあると思います。難解なところは飛ばして、最後の食事と運動と生活のところだけでも読んでいただければ幸いです。

　腎臓を守るために、今やれることは何か、難しいことはありません。塩分を控えるとか運動をするとか、糖尿病や高血圧を治療するとか、ごくごく普通のことを実行してください。今日からでも毎日こつこつ努力をすれば将来が変わってくるはずです。腎臓病にならない、もし腎臓病になったとしても進行させない、という意気込みを持って自分と愛する家族のためにがんばりましょう。

　日常の診療を通して疑問に感じていたことや、腎臓の病気についてお伝えしたいことをすべてこの本に書き込

んだつもりですが、不足しているところや不明な点など
がありませんでしょうか。前作と同様に分かりやすく解
説し、医学用語はできるだけやさしく表現したつもりで
すが、お読みになって理解できない箇所はなかったで
しょうか。

　ご意見、ご感想もお寄せください。著者に直接あるい
は松本内科のスタッフに伝えていただければ幸いです。

　本書の作成にあたり、ご助力をしてくださった多くの
方々、日々の診療でともにがんばっている当院の職員、
さらに多くの関係者の皆さまに深く感謝を申し上げま
す。この度は特に腎臓専門医の松本健先生に多大なご協
力を願いましたのでこの場で御礼申し上げます。

　2024 年 10 月 23 日

参考文献

Atlas of Human Anatomy. Frank H, Netter,MD Seventh edirtion （ELSEVIER）Kidney

エビデンスに基づくCKDガイドライン2018　編集：日本腎臓学会 （東京医学社）

Intensive glucose control improves kidney outcomes in patients with type 2 diabetes　Perkovic V et al. Kidney Int 2013 ; 83： 517-23

日腎協のホームページ

Hypertension in chronic kidney disease—treatment standard 2023 Panagiotis I G, Rajiv A Nephrology Dialysis Trans-plantation, 2023：38：Issue 12, 2694–2703,

日本腎臓学会ならびに透析学会の各種ガイドライン

〔著者紹介〕

松本都恵子（まつもと とえこ）

新潟県三島郡出雲崎町出身　昭和49年 新潟県立柏崎高校卒業
昭和55年 国立弘前大学医学部卒業
平成6年 東京大学医学博士、松本内科（さいたま市大宮区）開業
・東京大学衛生学教室和田功教授並びに朝日生命成人病研究所
　菊池方利先生ご指導のもと、糖尿病臨床研究
・米国マサチューセッツ州ボストン市ジョスリンクリニックの
　Krolewski教授と糖尿病合併症疫学共同研究
・糖尿病学会会員・日本循環器病学会会員・日本高血圧学会会員

〈著書〉
・『ストレスと体の病気』『糖尿病の本』『高血圧の本』『コレステロール
　の本』『認知症の本』『花粉症の本』（自費出版 ミヤオビパブリッシング）
・『よーく分かる 糖尿病の本』『よーく分かる高血圧の本』『よーく分かる脂質
　異常症の本』『よーく分かる認知症の本』『よーく分かる心臓病の本』（ミヤオ
ビパブリッシング）

よーく分かる 腎臓病の本

2024年11月8日　第1刷発行

著　者　松本都恵子
発行者　宮下玄覇
発行所　**MP** ミヤオビパブリッシング
　　　　〒160-0008
　　　　東京都新宿区四谷三栄町11-4
　　　　電話(03)3355-5555
発売元　株式会社宮帯出版社
　　　　〒602-8157
　　　　京都市上京区小山町908-27
　　　　電話(075)366-6600
　　　　http://www.miyaobi.com/publishing/
　　　　振替口座 00960-7-279886
印刷所　モリモト印刷株式会社

定価はカバーに表示してあります。落丁・乱丁本はお取替えいたします。
本書のコピー、スキャン、デジタル化等の無断複製は著作権法上での例外を除き
禁じられています。本書を代行業者等の第三者に依頼してスキャンやデジタル化
することは、たとえ個人や家庭内の利用でも著作権法違反です。

©Toeko Matumoto 2024 Printed in Japan　ISBN978-4-8016-0328-8 C0047